Tu metabolismo

La utilidad de la dieta en la prevención
y el tratamiento del cáncer

ANTONIO MOSCHETTA

Tu metabolismo

La utilidad de la dieta en la prevención
y el tratamiento del cáncer

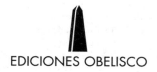

EDICIONES OBELISCO

Si este libro le ha interesado y desea que le mantengamos informado de nuestras publicaciones, escríbanos indicándonos qué temas son de su interés (Astrología, Autoayuda, Psicología, Artes Marciales, Naturismo, Espiritualidad, Tradición…) y gustosamente le complaceremos.

Puede consultar nuestro catálogo en www.edicionesobelisco.com

Los editores no han comprobado la eficacia ni el resultado de las recetas, productos, fórmulas técnicas, ejercicios o similares contenidos en este libro. Instan a los lectores a consultar al médico o especialista de la salud ante cualquier duda que surja. No asumen, por lo tanto, responsabilidad alguna en cuanto a su utilización ni realizan asesoramiento al respecto.

Colección Salud y Vida natural
Tu metabolismo
Antonio Moschetta

1.ª edición: junio de 2019

Título original: *Il tuo metabolismo*

Traducción: *Manuel Manzano*
Maquetación: *Isabel Also*
Corrección: *M.ª Ángeles Olivera*
Diseño de cubierta: *Enrique Iborra*

© 2018, Mondadori Libri S.p.A., Milano, Italia.
(Reservados todos los derechos)
© 2019, Ediciones Obelisco, S.L.
(Reservados los derechos para la presente edición)

Edita: Ediciones Obelisco, S.L.
Collita, 23-25. Pol. Ind. Molí de la Bastida
08191 Rubí - Barcelona - España
Tel. 93 309 85 25 - Fax 93 309 85 23
E-mail: info@edicionesobelisco.com

ISBN: 978-84-9111-467-3
Depósito Legal: B-14.017-2019

Printed in Spain

Impreso en los talleres gráficos de Romanyà/Valls S.A.
Verdaguer, 1 - 08786 Capellades - Barcelona

A mis joyas, Raffaele y Adriano.

INTRODUCCIÓN

Este texto nació como una evolución natural de los numerosos encuentros divulgativos en los que he participado. A menudo, las personas más interesadas en mis estudios me preguntan cómo profundizar en los temas que he tratado durante las conferencias. Por esta razón, me parecía oportuno recopilar la información relevante que he obtenido en mi investigación sobre el importante papel que desempeña el metabolismo y una dieta saludable en el buen mantenimiento de la salud.

En este viaje virtual en busca de bienestar, estaremos constantemente acompañados por términos como «energía» e «inflamación», y siempre situaremos el enfoque en la prevención del cáncer y en la posibilidad de mejorar las atenciones relacionadas.

Por mi experiencia, el interés del paciente o de aquellos que pueden llegar a convertirse en pacientes abarca cada vez con más frecuencia los siguientes aspectos:

- La identificación del sujeto «metabólico»: cuánto están en riesgo aquellos que no saben que lo están y cómo identificar el porcentaje de riesgo.

- El perímetro de la cintura y la grasa visceral: cómo se forma la grasa abdominal, por qué contribuye al crecimiento del tumor y, sobre todo, si y cómo se puede «disolver» y reducir su riesgo.

- El papel de las bacterias intestinales en la interacción entre el organismo y los alimentos: si en individuos obesos estas bacterias son diferentes de las que están presentes en los individuos delgados, si la alimentación puede modificarlas o si las bacterias mismas modifican la comida.

- La relación entre la nutrición y el ADN, estudiada por la «nutrigenómica»: cuánto incide la herencia en la salud de nuestro organismo con respecto al ambiente de la vida y de la nutrición, con especial atención a la nutrición anticancerosa.

- Los ritmos circadianos: cómo durante el día determinan los cambios en el organismo unos mismos alimentos que el individuo ingiere en horarios diferentes y que causan en él modificaciones energéticas notablemente distintas.

Así que decidí plasmar en el papel lo que para mí representa un nuevo desafío profesional, y quería compartirlo, como diría Manzoni, con «mis veinticinco lectores». Aquellos que me conocen saben que tengo en muy alta estima la idea de divulgar el pensamiento científico, «traduciéndolo» a un lenguaje simple, para informar a los pacientes y también a aquellos que no lo son. Sin embargo, confieso que este viaje representó una gran experiencia, al mismo tiempo que difícil, para una persona como yo, que, al estar acostumbrada a un lenguaje científico cada vez más reductor, tuve que medirme con la necesidad perentoria de simplificar y con el gran temor a «trivializar» el conocimiento. La verdadera preocupación, sin embargo, cuando uno trata de escribir, es no conocer el pensamiento del lector. Se hacía necesaria y esencial, pues, una confrontación directa con vosotros, lectores, porque, habiendo yo nacido y viviendo en la ciencia, estoy acostumbrado a recibir incentivos para mi crecimiento profesional a partir del juicio y del consejo de colaboradores y colegas.

Por tanto, espero vuestros comentarios, vuestras sugerencias y, por qué no, vuestras críticas, en las formas que consideréis más adecuadas, de modo que esta experiencia pueda representar para mí una nueva oportunidad de enriquecimiento.

Finalmente, me gustaría dar las gracias a todos los maestros de ciencias y de vida que he encontrado a lo largo de mis experiencias de investigación en Italia, España, Holanda y Texas, así como a los investigadores y estudiantes de doctorado de mi laboratorio desde el año 2005 hasta la actualidad, primero en el Consorzio Mario Negri Sud de Santa Maria Imbaro, y después en el Istituto Tumori Giovanni Paolo II de Bari y, finalmente, en la Universidad Aldo Moro de Bari. Y quiero dar las gracias en especial a aquellos que dedicaron parte de su valioso tiempo a mi proyecto: Marica Cariello, Marilidia Piglionica, Elena Piccinin y Donatella Tarantini, así como a mi esposa, Francesca Licinio.

I

EL SUJETO «METABÓLICO», QUE A MENUDO IGNORA QUE ESTÁ EN RIESGO

El estado de salud de una persona que toma un nutriente de un alimento determina su capacidad de obtener todos los beneficios que este nutriente puede aportar al organismo. Un alimento o, más en concreto, un nutriente, puede tener en alguien un efecto energético diferente al que produce en otra persona, e incluso un alimento como un plato de pasta puede generar o acumular energía de forma diametralmente opuesta en la misma persona si se consume a diferentes horas del día, o en combinación con otros tipos de nutrientes. De esto se deduce que el objetivo más importante en el estudio de la relación entre los alimentos y nuestro organismo es descubrir las maneras en que los primeros inducen un cambio de energía en el segundo, energía que, como veremos más adelante, puede consumirse o conservarse. Por tanto, es esencial conocer los mecanismos por los cuales cada uno de nosotros, de un modo distinto, utiliza los alimentos que consume para reponer las reservas de energía, para alimentar a los músculos, al cerebro y a los órganos vitales, o para acumularlos, a menudo en forma de grasa, con el propósito de usarlos en el momento en que resulte necesario.

Esta capacidad de «elección» varía según la cantidad y la calidad del alimento que se consume, pero también según el tipo de organismo que lo recibe. De hecho, el desequilibrio constante entre la energía consumida y la energía conservada, resultado de la ingesta de más alimentos de los necesarios, puede crear incluso en un sujeto no predispuesto una condición definida como «dismetabolismo», lo que, a su vez, llevará a un aumento del riesgo de contraer cáncer incluso en formas muy agresivas.

Hace unos diez años, en la bibliografía científica comenzó a desarrollarse un gran cuerpo de investigación que se centró en la identificación del llamado paciente «metabólico».

En primer lugar, creo que es apropiado proporcionar una definición de sujeto metabólico o dismetabólico, ya que el llamado «síndrome metabólico», que pronto abordaremos, debe considerarse una condición de riesgo clínico más que una patología en sí misma; de hecho, no es una enfermedad en el sentido clásico de la palabra, sino un conjunto de fenómenos clínicos que definen el riesgo de que un sujeto contraiga cierta patología. En particular, este síndrome está relacionado con el riesgo a desarrollar enfermedades cardiovasculares y oncológicas.

El sujeto metabólico a menudo no sabe que es un paciente potencial: piensa que está bien, ya que no tiene síntomas evidentes de enfermedad, y en los análisis de sangre, no hay anomalías preocupantes. El médico escrupuloso debe prestar especial atención a este tema, ya que poder identificarlo a tiempo puede significar protegerlo de patologías graves, al mismo tiempo que permitirle volver a un estado de menor riesgo simplemente modificando la dieta y el estilo de vida, o recurriendo al tratamiento farmacológico. Esta actitud clínica debe ser considerada el máximo exponente de la prevención primaria de las enfermedades cardiovasculares y de las oncológicas.

Pero volvamos a la definición de «sujeto metabólico». Hasta la década de 2000, en la bibliografía científica solo existía la distinción entre los sujetos de peso normal, o normopeso, y los sujetos obesos. El criterio básico para realizar una observación científica y para diferenciar a un sujeto obeso de una persona definida como sana fue (y sigue siendo) el uso del índice de masa corporal (IMC). El IMC es el resultado de la relación entre la altura de una persona y su peso: se calcula dividiendo el peso en kilogramos por el cuadrado de la altura en metros. Con esta fórmula (que todos pueden usar para calcular su índice de masa corporal) se obtiene un número que indica si el sujeto tiene un peso normal, sobrepeso u obesidad. Si el IMC es menor a 24 en la mujer y a 25 en el hombre, el sujeto es normal; si oscila entre 24 y 29 en mujeres y entre 25 y 30 en hombres, el sujeto tiene sobrepeso. Por encima de 29-30, el índice indica que el sujeto tiene obesidad, que puede definirse como obesidad de primer grado, de segundo grado (IMC superior a 35-40) y de tercer grado (IMC más alto de 45).

La bibliografía científica se ha centrado desde siempre en los sujetos obesos. Aquellos que realizan estudios en el campo metabólico saben que hasta el año 2005 las publicaciones, es decir, los ensayos y los artículos que se actualizan sobre los descubrimientos científicos, dividían a los pacientes, desde el punto de vista clínico, en «obesos complicados» y «obesos no complicados». Las personas que tienen un alto índice de masa corporal no siempre se ven afectadas por patologías o muestran síntomas como hipertensión arterial o la presencia de placas ateroscleróticas en las arterias ni se puede detectar en ellos enfermedades concomitantes (comorbilidades) o susceptibilidad a diversas patologías como la diabetes, la hipercolesterolemia o la hipertrigliceridemia: estos sujetos eran llamados «obesos no complicados». Muchos artículos científicos han intentado identificar los perfiles de la obesidad complicada y la obesidad no complicada, respectivamente. Comprender las diferencias entre ambos fue, y sigue siendo, importante para comprender mejor cómo y por qué un organismo ha alcanzado el estado dismetabólico.

Para definir el riesgo de volverse obeso, es necesario investigar dos ámbitos principales: la susceptibilidad genética y la influencia del medioambiente. La susceptibilidad genética se refiere a la composición genética transmitida por los padres a sus hijos, mientras que la influencia del medioambiente hace referencia a aspectos relacionados con el estilo de vida, como la nutrición y el ejercicio físico. La influencia del ambiente en la composición genética da lugar a lo que se define en medicina como el «fenotipo», es decir, las características «observables» de una persona, que le permiten al médico enmarcar a un sujeto en cierto rango de riesgo.

En el pasado, no era posible identificar científicamente en personas con el mismo peso corporal elevado cuál era la característica que podía distinguir a la persona con riesgo de comorbilidad de la persona sin riesgo. En 2005, por primera vez, comenzamos a hablar del «síndrome metabólico» que ya he mencionado antes. El concepto de síndrome metabólico ha revolucionado el campo de la medicina, ya que ha intentado identificar factores predictivos de riesgo y definir el grado de influencia del medioambiente en personas consideradas en riesgo.

La definición del síndrome metabólico ha sido modificada con el tiempo por diversas sociedades científicas, por *consensus conferences* y por grupos de científicos. Todos están de acuerdo, sin embargo, en la identificación de al menos cinco criterios para definir el síndrome. Sin embargo, es suficiente que una persona sea compatible con al menos tres de ellos para ser considerada un sujeto metabólico.

Los criterios son los siguientes:

1. Hipertensión arterial, es decir, presión sanguínea máxima (sistólica) por encima de 130-135 mmHg, o presión mínima (diastólica) por encima de 80-85 mmHg.

2. Hipertrigliceridemia, es decir, un nivel de triglicéridos que circulan en la sangre, medido en ayuno, superior a 150 mg/dl.

3. Hipocolesterolemia HDL, es decir, un nivel de colesterol de las lipoproteínas de alta densidad (HDL) en circulación por debajo de los 40 mg/dl en hombres y 50 mg/dl en mujeres.

4. Hiperglucemia en ayunas, definida mediante un valor mayor o igual a 100 mg/dl de glucosa en sangre.

5. Perímetro del abdomen superior a 80 cm en mujeres y a 94 cm en hombres.

Es evidente que, aunque no es necesario explicar más la hipertensión y el nivel elevado de triglicéridos, los criterios 3, 4 y 5 merecen una profundización que se encontrará más adelante en el libro. Al mismo tiempo, sin embargo, hagámonos una pregunta: ¿por qué es importante identificar al paciente metabólico? En primer lugar, porque el sujeto metabólico tendrá diferentes reacciones con respecto al sujeto sano en cuanto a los alimentos que consume, el ejercicio físico que realiza y los tratamientos farmacológicos a los que se somete. Además, el sujeto metabólico presenta una serie de comorbilidades, también denominadas «compañeros de viaje del síndrome metabólico», que van desde la posible presencia de cálculos en la vesícula hasta la reducción de la función renal o la insuficiencia renal, la disfunción sexual y la susceptibilidad a enfermedades cardiovasculares como el infarto de miocardio o los ictus vasculares y cerebrales, y a una serie de tumores: los últimos datos revelan una mayor incidencia de tumores en los sujetos metabólicos, por ejemplo, de cáncer de mama, cáncer colorrectal, cáncer de próstata y, en definitiva, de tumores del tracto gastrointestinal superior.

Para identificar el inicio del síndrome metabólico se debe considerar el valor de la glucosa en ayunas (o «basal»): en condiciones normales, se cree que un valor inferior a 104 mg/dl es normal, porque todas las pautas en el campo internista y diabetológico definen un valor entre 104 y 126 predictivo para un diagnóstico de intolerancia a los azúcares y un valor superior a los 126 mg/dl indica diabetes mellitus. El primer dato «revolucionario» del diagnóstico precoz del síndrome metabólico es considerar ya una alarma que indica un valor de glucemia basal de 100 mg/dl. Se dará una mayor relevancia a la cantidad de glucosa en sangre en ayunas cuando hablemos de la relación entre los carbohidratos y la dieta en el sujeto metabólico.

El segundo elemento que puede considerarse esencial para la detección temprana del síndrome es la hipocolesterolemia HDL. Los valores de colesterol en los análisis de sangre deben mantenerse bajo control no sólo cuando son demasiado altos, sino también si se encuentran por debajo de cierto umbral, como en el caso del colesterol HDL. Es sabido por todos que cuanto más bajo sea el colesterol LDL, vulgarmente llamado «colesterol malo», más protegido se está contra las enfermedades cardiovasculares. En este sentido, debemos resaltar datos recientes y muy interesantes que vinculan la concentración de colesterol en las células tumorales o en las células que rodean al tumor con una mayor capacidad de crecimiento y agresión, algo semejante a como si el propio colesterol representara el cemento que las células cancerosas utilizan para construir células hijas y así crecer de manera rápida. En resumen, parece que el colesterol puede ser un combustible adicional para los tumores.

Sin embargo, en la definición de síndrome metabólico no se utiliza el criterio de mantener bajo el nivel de colesterol circulante, referido al colesterol LDL, presente en aquellas lipoproteínas, es decir, en aquellos «portadores» que distribuyen en gran medida el colesterol entre las células de nuestro organismo (hablando de población general y no de población de riesgo, normalmente un sujeto sano debe tener un valor de colesterol LDL, en ayunas, por debajo de 130 mg/dl).

Para diagnosticar el síndrome metabólico, es adecuado observar el nivel de colesterol HDL, aquel asociado a las lipoproteínas de alta densidad, que toman el colesterol de las células periféricas como si fueran una ventosa y lo devuelven al hígado, que luego lo elimina con las heces. El HDL es la fracción de colesterol circulante que generalmente se considera «buena». En pacientes metabólicos, a menudo está por debajo de los niveles máximos que se han indicado.

Por tanto, en el síndrome metabólico, por primera vez se le da importancia a la capacidad de eliminar el colesterol del organismo: si el colesterol HDL es bajo, no realizará su función de «eliminador» del colesterol, es decir, no lo tomará de las células periféricas para liberarlas de él. Por tanto, es de primordial importancia identificar las razones que llevan a la reducción de HDL en circulación. Asimismo es importante que el especialista aconseje una dieta para reducir los azúcares, las grasas saturadas y los derivados lácteos, así como para aumentar el consumo de aceite de oliva virgen extra crudo, frutos secos, vegetales y derivados de la soja, y que prescriba ejercicio físico capaz de aumentar la producción y mejorar el funcionamiento del colesterol HDL. Así, al reducir el riesgo metabólico, el sujeto estaría protegido de la aterosclerosis y es muy probable que de tumores.

Pero la verdadera novedad introducida por la definición del síndrome metabólico es la atención centrada ya no exclusivamente en el índice de masa corporal, sino en la circunferencia abdominal: el hecho de que el peso corporal se conjugue en armonía con la altura se convierte, por tanto, en marginal, mientras que la medida de la circunferencia abdominal, o circunferencia de la cintura, que se realiza simplemente con la ayuda de una cinta métrica, se convierte en fundamental. Incluso un cuerpo en principio armonioso, como decíamos, si no tiene los valores correctos en algunos parámetros, puede ocultar la predisposición a la patología. El perímetro de la cintura es un biomarcador (un indicador que puede relacionarse con la aparición de una enfermedad) antropométrica. El famoso estudio «EPIC», cuyos resultados se publicaron en el *New England Journal of Medicine*, que se analizará más ampliamente en el capítulo V, mostró que, en sujetos jóvenes, con edades comprendidas entre los 40 y los 50 años, observados durante diez años, la mortalidad por cualquier causa se duplicaba si su perímetro abdominal superaba los 100-105 cm, incluso con el mismo índice de masa corporal (es decir, sin ninguna influencia de éste). Estos datos fueron recopilados más tarde por una serie de estudios en los que los científicos italianos, por ejemplo, han participado en gran medida, estudios que han demostrado no sólo que a la edad de 40 años un perímetro abdominal mayor que el estándar implica un mayor riesgo de mortalidad debido a todas las causas, sino que también expone al paciente metabólico a una mayor probabilidad de contraer enfermedades cardiovasculares, diabetes y una serie de enfermedades oncológicas.

El aumento del perímetro abdominal se debe principalmente a la acumulación de células adiposas, es decir, de grasa, en el estómago. El tejido adiposo puede ser visceral o subcutáneo: el tejido subcutáneo se encuentra justo debajo de la piel y está menos involucrado en la identificación del síndrome metabólico, mientras que el visceral es el tejido que se oculta alrededor de nuestros órganos, y que es más peligroso porque es capaz de enviar señales inflamatorias y dismetabólicas al organismo. Se dedicará un capítulo completo a la definición de esta grasa, la manera en que se forma y la posibilidad de inducir su «disolución», una estrategia necesaria para la prevención y el tratamiento de los tumores.

En los últimos quince o veinte años, las investigaciones realizadas a gran escala, que observan a la población mundial, han proporcionado unos valores útiles para comprender cómo un centímetro más o menos puede permitirnos identificar a aquellas personas con mayor o menor riesgo de contraer enfermedades. Incluso si no hay certezas, la palabra «riesgo» está vinculada a «esperanza»; de hecho, siempre hay un momento en el que se puede retroceder, revertir la tendencia negativa, corregir este biomarcador, investigar las causas y, a menudo, los hábitos equivocados que se encuentran en su origen.

II

EL SÍNDROME METABÓLICO

Grasa, obesidad y riesgo de padecer cáncer

El término «síndrome metabólico» hace referencia a una condición compleja del individuo con componentes biológicos, psicológicos y sociales. Se estima que en los países occidentales hay un gran número de individuos afectados. Las causas de su aparición son múltiples: el entorno, el estilo de vida y la predisposición genética parecen jugar un papel de importancia fundamental. En la base de todo ello, sin embargo, existe un desequilibrio entre la energía que entra en el cuerpo a través de la alimentación y la energía que sale, es decir, el gasto de energía debido al metabolismo basal (realizado por nuestras células de manera independiente durante las diferentes horas del día) y a la actividad física. Junto con el estilo de vida, la predisposición genética (es decir, los genes recibidos de nuestros padres) contribuye en la susceptibilidad del síndrome metabólico.

El síndrome metabólico se asocia con numerosas enfermedades, como el llamado «hígado graso», los cálculos en la vesícula biliar, el aumento de la uricemia (presencia de ácido úrico en la sangre), el síndrome de apnea obstructiva nocturna, el síndrome del ovario poliquístico y la disfunción sexual. Además, se relaciona con un aumento en el riesgo de las trombosis y el desarrollo de tumores. La relación entre el síndrome meta-

23

bólico y el cáncer ha sido un tema de interés para la comunidad científica en la última década, ya que el exceso de grasa corporal parece estar implicado en el desarrollo de muchos tumores, como el de mama, el colorrectal, el endometrial (la mucosa que cubre la cavidad interna del útero), el de riñón y el de esófago. De hecho, parece que el cáncer «adora» el ambiente metabólico de la persona obesa. Además, se ha observado que no sólo la diabetes tipo 2, sino también los altos niveles de insulina circulante se asocian a una mayor incidencia de neoplasia y mortalidad. Sin embargo, los mecanismos subyacentes a esta correlación todavía deben investigarse.

En el ámbito de lo específico, se conoce una estrecha relación entre la obesidad (característica del sujeto metabólico) y el riesgo de desarrollar un tumor. La grasa visceral (es decir, lo que vemos, con la medida del perímetro de la cintura) representa un parámetro para evaluar la progresión del síndrome metabólico, y se asocia a un mayor riesgo de desarrollar enfermedades cardiovasculares y tumorales. Por tanto, con el aumento de los centímetros del perímetro abdominal, también lo hace nuestra predisposición al desarrollo de patologías.

La obesidad es una enfermedad generalizada, sólo hay que pensar que cerca de 1.700 millones de personas en el mundo están afectadas. Cuando la ingesta de calorías de los alimentos excede el consumo de energía, este exceso se acumula a nivel del abdomen en forma de tejido adiposo, lo que aumenta la masa corporal. La falta de control del peso puede crear trastornos metabólicos como la resistencia a la insulina, el aumento de los niveles de hormonas sexuales circulantes (estrógenos, andrógenos y testosterona) y las moléculas que favorecen la inflamación.

Para tratar de controlar y frenar este problema, la Sociedad Italiana de Obesidad, por ejemplo, aconseja a los médicos que midan el peso y la estatura de los pacientes para calcular su índice de masa corporal (IMC): si está entre 24 y 29 para las mujeres y entre 25 y 30 para los hombres, denota sobrepeso; y si es superior a 30, indica obesidad. El aumento en el IMC está relacionado con el riesgo de desarrollar enfermedades cardiovasculares, diabetes tipo 2 y cáncer.

Es necesario recordar que la definición de síndrome metabólico ha llevado a los investigadores a considerar el IMC menos relevante, para decantarse por el perímetro abdominal como un parámetro del índice de obesidad y la medición de la grasa visceral, que, según el informe «IDF Metabolic Syndrome 2006», no debe superar 80 cm para las mujeres y 94 cm para los hombres.

¿Cómo se establece la obesidad? Si se consideran también todos los componentes familiares o hereditarios, básicamente se una persona se convierte en obesa como resultado de un estilo de vida incorrecto. Por ejemplo, un estilo de vida sedentario, es decir, con ausencia de actividad física, cambia la sensibilidad a la insulina en los músculos, promoviendo la pérdida del tono muscular y el aumento de la masa de grasa, en especial a nivel abdominal. Por tanto, la ausencia o reducción del movimiento aeróbico, como caminar a un buen ritmo, es un factor desencadenante muy importante. Obviamente, la alimentación juega un papel fundamental. Como también recomienda la Organización Mundial de la Salud (OMS), los siguientes hábitos alimenticios se consideran saludables:

- El consumo diario de verduras en torno a los 200 g (2-3 porciones).
- El consumo diario de fruta entre 200 y 500 g (2-3 porciones).
- El consumo de pescado al menos 2 veces por semana (alrededor de 150 g por porción).

- La reducción drástica del consumo de quesos, embutidos y dulces, con una frecuencia máxima de dos veces por semana.
- La reducción drástica (menos de una vez por semana) o eliminación del consumo de bebidas azucaradas.
- Reducción del consumo total de alcohol, con una frecuencia que no exceda una copa de vino por día.

La OMS considera que este estilo de vida asociado con la actividad física y la prohibición de fumar es saludable. Un estudio realizado en Italia en 2010, por ejemplo, con 7.500 hombres y 13.000 mujeres de edades comprendidas entre los 35 y los 69 años, llamado «Progetto Cuore», reveló que sólo el 7 % de los hombres y el 13 % de las mujeres siguen un estilo de vida correcto y que hasta el 41 % de las mujeres y el 32 % de los hombres no realizan actividad física en su tiempo libre. Además, sólo un tercio de los italianos consumen cantidades adecuadas de verduras y pescado, alrededor del 50 % de los hombres, y las mujeres respetan el consumo recomendado de frutas y quesos, mientras que el consumo recomendado de dulces sólo es respetado por alrededor del 15 % de los hombres y de las mujeres italianas. Se observan importantes diferencias de género en el consumo de embutidos y de alcohol: en ambos casos, la adhesión al consumo recomendado es mucho mejor en las mujeres, con un 39 % y un 68 %, respectivamente, en comparación con un 22 % y un 41 % en los hombres. El 2,7 % de los hombres y el 0,6 % de las mujeres no siguen ninguna indicación alimentaria saludable. En 2010, el Instituto Superior de Sanidad también asoció la presencia del síndrome metabólico en la población italiana al nivel cultural, señalando diferencias importantes: el síndrome metabólico y la obesidad están presentes en más o menos el 30 % de la población con una educación hasta la escuela secundaria de primer grado, comparado con el

18 % de la población con un nivel más alto de educación. Estos datos imponen una importante reflexión sobre la necesidad de formar e informar a la población sobre temas como el que se trata en este libro. Hay mucho que hacer a nivel escolar, universitario e institucional, pero es necesario multiplicar los esfuerzos para difundir al detalle los beneficios de la educación alimentaria también en la restauración escolar y hospitalaria, tal como subrayan correctamente las últimas directrices de la Dirección General de Higiene y Seguridad Alimentaria y Nutrición de nuestro Ministerio de Salud.

El tejido adiposo, además de realizar su función clásica de acumulación de grasa, es un verdadero órgano que puede promover cambios fisiológicos y, por tanto, es responsable del equilibrio energético del cuerpo. El aumento en los depósitos de tejido adiposo altera el equilibrio de nuestro cuerpo al elevar, como ya se ha mencionado, los niveles de insulina y las moléculas que promueven la inflamación. La insulina es capaz de activar procesos metabólicos que inducen un aumento en la proliferación celular y una mayor agresividad de las células cancerosas; de hecho, los niveles altos de insulina en sangre se asocian a un mayor riesgo de padecer cáncer de colon y de mama. Es interesante reiterar que muchos tumores surgen en el interior o en las inmediaciones de los depósitos de grasa, como en el caso de los órganos mamarios o viscerales, lo que sugiere que las alteraciones del tejido adiposo podrían representar un estímulo para la predisposición al tumor y su crecimiento.

Por ejemplo, la grasa visceral en el vientre puede producir moléculas que afectan a nuestro nivel de saciedad y nuestro metabolismo, incluida la leptina y la adiponectina. El aumento de la leptina y la disminución de la adiponectina se han encontrado en pacientes obesos y se asocian a un aumento en la posibilidad de desarrollar un tumor, ya que la leptina estimula el crecimiento y la supervivencia de las células tumorales, y la adiponectina lo inhibe. Un estudio de 4.000 casos de cáncer de mama mostró que los niveles altos de adiponectina reducen el riesgo de padecer cáncer en mujeres posmenopáusicas. Además, otro estudio que implicó a sujetos con cáncer de próstata observó que cuanto más altos son los niveles de adiponectina, más pronto se puede diagnosticar el tumor en sujetos obesos y con sobrepeso.

El tejido adiposo también produce otra molécula muy importante: la aromatasa, una enzima capaz de regular en nuestro organismo la relación entre los andrógenos (hormonas sexuales masculinas) y los estrógenos (hormonas sexuales femeninas). La aromatasa determina la producción de estrógenos en el organismo que pueden promover el crecimiento del tumor de mama con receptor de estrógeno positivo en las mujeres. Esto nos hace darnos cuenta de que el tejido adiposo es un verdadero órgano que puede influir en el metabolismo de todo el organismo: en hombres y en mujeres después de la menopausia, la producción de estrógenos también depende del tejido adiposo. En un sujeto obeso, el aumento del tejido adiposo provoca un aumento de la aromatasa y, por tanto, de los estrógenos, lo que favorece el crecimiento del tumor. Si se piensa que la terapia antiestrogénica representa el arma farmacológica más importante contra el cáncer de mama, es evidente que el aumento de la producción de estrógenos debido al incremento de la grasa abdominal puede ser un factor adicional, junto con la inflamación y la hiperinsulinemia, lo que puede explicar por qué, para el mismo tratamiento recibido, la mujer obesa con cáncer de mama tiene casi un 30 % menos de capacidad para responder a la terapia en términos de prevención de las recidivas. La Sociedad Americana de Oncología Clínica ha publicado un artículo sobre la relación entre la obesidad y el cáncer que representa una verdadera «llamada de atención», porque destaca no sólo la mayor probabilidad de desarrollar un tumor si la persona es obesa, sino también la menor capacidad de las personas obesas con cáncer de responder a la terapia estándar en comparación con las no obesas.

Estos datos confirman la importancia de adoptar un estilo de vida adecuado y mantener una excelente relación con los alimentos y la nutrición, también para garantizar que el organismo pueda responder mejor a las terapias. La alimentación por sí sola no puede representar la cura del cáncer; pero las terapias son más efectivas si los pacientes intentan preservar su estado de salud a través de una alimentación adecuada y de estilos de vida apropiados.

Evitar el exceso de grasa es de suma importancia, por tanto, para prevenir la producción de factores protumorales, y esto explica por qué tantas páginas de este libro están dedicadas a las causas de la formación y aumento de la grasa y cómo hacer que se disuelva.

Otro factor que vincula estrechamente el síndrome metabólico y la obesidad a la aparición de tumores es el aumento de los niveles de glucosa en sangre de los sujetos metabólicos y de los sujetos obesos. Para poder multiplicarse con rapidez, las células cancerosas utilizan la glucosa como la principal fuente de energía y, por tanto, la requieren en grandes cantidades. El paciente metabólico con altos niveles de glucosa en sangre responde bien a las demandas de las células cancerosas, proporcionando el «combustible» necesario para potenciar el crecimiento de un tumor. Un estudio con aproximadamente 800.000 pacientes ha asociado los altos niveles de glucosa plasmática en ayunas con un alto riesgo de muerte por cáncer.

La diabetes tipo 2, una enfermedad caracterizada por la resistencia a la insulina y el aumento de la insulina y la glucosa en sangre, se asocia con un mayor riesgo de desarrollar cáncer de mama y colorrectal. Numerosos estudios científicos han demostrado que la ingesta de metformina, un fármaco antidiabético, reduce la mortalidad por cáncer colorrectal. Este efecto puede explicarse considerando que el medicamento disminuye los niveles de glucosa en sangre y mejora la sensibilidad a la hormona insulina, reduciendo la cantidad en la circulación. Estos dos factores parecen reducir la alimentación de las células cancerosas, que ya no pueden crecer de manera eficiente; además, la modulación de los niveles de glucosa e insulina se relaciona con la reducción de la inflamación de las células que rodean al tumor, que constituyen el llamado «microentorno» tumoral.

En el lenguaje común, «inflamación» significa un estado incorrecto de malestar caracterizado por hinchazón, calor, irritación y molestia en el lugar del daño. La inflamación es la respuesta de nuestro organismo, o, más bien, de nuestro sistema inmunológico, frente a un estímulo de varios tipos, como un virus, una bacteria o el estrés, y es, por tanto, la manera en que nuestro cuerpo es capaz de defenderse. Estos estímulos nos llevan a desarrollar respuestas que comienzan directamente a nivel celular y, al involucrar a varios tejidos, también se pueden propagar a todo el organismo. El exceso de tejido adiposo provoca una alteración de los tejidos circundantes que, aunque de manera reducida, están inflamados, lo que favorece el riesgo de padecer cáncer y su progresión. Un estudio realizado en 2005 estableció una asociación entre la inflamación crónica (es decir, persistente y latente) y el desarrollo y progresión de tumores de estómago, esófago, colorrectal, hígado, páncreas, vesícula biliar y pulmón. Además, se encontraron altos niveles de proteína C-reactiva (PCR), otro índice de inflamación, en mujeres obesas. La inflamación del tejido adiposo se asocia al síndrome metabólico y se relaciona con un peor pronóstico en pacientes con cáncer de mama. En las mujeres en etapa temprana de cáncer de mama, la presencia de inflamación en el lugar de la mastectomía se asocia a un inicio temprano de metástasis y una menor supervivencia general. En este escenario, el «microambiente» tumoral es un actor fundamental en el desarrollo y el crecimiento de un tumor. Se compone de todas las células que rodean al tumor, como las células del sistema inmune (linfocitos, macrófagos, etc.), las plaquetas y las células del tejido en el que se está desarrollando el tumor, así como por las moléculas que se liberan de tales células. En un individuo obeso, por ejemplo, los macrófagos son mucho más activos que en un sujeto de peso normal, y estimulan la producción de moléculas proinflamatorias llamadas «interleucinas». Por ejemplo, un aumento de estas moléculas promueve la formación de metástasis en pacientes con cáncer de ovario. En los últimos años, la investigación científica ha demostrado que, incluso en los tumores no propiamente reconducibles a procesos inflamatorios, el componente inflamatorio está presente y es un paso esencial en la formación del microambiente maligno. Por tanto, los linfocitos y los macrófagos asociados con el tumor (también llamados TAM) participarían de manera activa en el desarrollo y la progresión de la enfermedad. Estas células del sistema inmune, en lugar de defender el cuerpo como deberían hacer, son corrompidas por el tumor y ayudan a las células cancerosas de diferentes maneras, por ejemplo, mediante la producción de moléculas que estimulan su proliferación y el desarrollo de nuevos vasos sanguíneos, o la diseminación del tumor. Hoy en día se sabe que la presencia de TAM en el microentorno del tumor también provoca resistencia a la quimioterapia y favorece el desarrollo de la enfermedad.

Como se ha dicho, las plaquetas también se encuentran en el microentorno del tumor, junto con los linfocitos y los macrófagos. Estudios recientes han demostrado una asociación entre la presencia de un alto número de plaquetas y tumores malignos; de hecho, las células tumorales son capaces de agregar y activar las plaquetas. Además, las plaquetas favorecen la formación de metástasis, promoviendo la liberación de numerosos factores de crecimiento y formación de nuevos vasos sanguíneos, necesarios para alimentar a las células cancerosas. Un estudio realizado en modelos animales de tumor de ovario demostró que, con la disminución del número de plaquetas, el tamaño y el número de nódulos tumorales también se redujeron. También en el cáncer de hígado la reducción del número de plaquetas parece estar relacionada con una menor incidencia y agresividad del tumor en sí. Además, las plaquetas pueden promover la formación de metástasis pulmonares tanto en el cáncer de mama como en el melanoma.

Considerando la importante relación entre el microambiente tumoral, la obesidad, el síndrome metabólico y la susceptibilidad tumoral, son deseables las intervenciones bio-psico-sociales, que promueven cambios en los estilos de vida para prevenir y tratar los tumores. Pero ahora intentemos comprender cómo surge la grasa abdominal, cómo caracteriza el riesgo de desarrollar tumores o de no poder curarlos bien y, sobre todo, cómo es posible «disolverlos» y volver a un estado de menor riesgo.

III

LA GRASA ABDOMINAL:
CÓMO SE FORMA Y CÓMO SE ELIMINA

La presencia y las características de la grasa corporal se consideran muy importantes en el análisis de la relación que existe entre los alimentos, el gasto energético y el almacenamiento de energía. Recientemente se han realizado diversos estudios esclarecedores, destinados a tratar de explicar cuál es la función del tejido adiposo desde el punto de vista de su morfología, es decir, la forma, las características y la localización en nuestro cuerpo.

Cuando hablamos de tejido adiposo, es fundamental aclarar primero que éste se divide en tejido adiposo «blanco» y tejido adiposo «marrón». La diferencia más importante entre los dos tipos es que la grasa se acumula en el tejido adiposo blanco, mientras que la grasa del tejido adiposo marrón se usa para el gasto de energía; en la práctica, en este tipo de tejido la energía se utiliza para producir calor. Esta parte del viaje será quizá la más difícil, pero es necesario comprender la relación que existe entre los alimentos y la energía.

Si consumimos de manera constante una cantidad excesiva de alimentos en comparación con el gasto de energía, nuestro cuerpo tiende a conservar la energía liberada por los nutrientes en forma de grasa blanca. Esta capacidad varía de una persona a otra, en virtud de una predisposición genética que puede inducir al organismo a preferir el gasto de energía a su conservación.

El tejido adiposo blanco varía según su ubicación; por ejemplo, hay un tejido adiposo blanco subcutáneo que se encuentra en el tejido adiposo inmediatamente debajo de la piel, y un tejido adiposo blanco visceral, es decir, que se localiza cerca de los órganos (pensemos en el tejido adiposo blanco intraabdominal, es decir, en el interior del abdomen, que caracteriza sobre todo el perímetro de la cintura). El tejido adiposo blanco visceral también está presente, aunque en cantidades más pequeñas, por ejemplo, «adherido» al miocardio, el tejido muscular del corazón y, en este caso, se denomina «tejido adiposo epicardio».

El tejido adiposo marrón, por otro lado, se encuentra en diferentes áreas del cuerpo. Descubrimientos muy recientes han demostrado su presencia, pero también su capacidad funcional; por ejemplo, se han utilizado métodos radiológicos de tipo no sólo morfológico para verificar la existencia y localización del tejido adiposo marrón en el hombre; durante otros experimentos, se tomó tejido adiposo marrón antes y después de la inducción del consumo energético, para demostrar no sólo su presencia bajo el microscopio, sino también su funcionalidad. Se encuentra detrás de las clavículas y debajo de los omóplatos, y sobre todo sirve para gastar energía para producir calor cuando nos exponemos al frío.

Los aspectos positivos del tejido adiposo marrón para el hombre son numerosos: entre ellos, precisamente, la producción de calor. Los científicos anglosajones han denominado «disipación de energía» a la capacidad del tejido para transformar la energía, acumulada sobre todo en forma de azúcares y grasas, en calor a través de un proceso cuyo nombre científico es «desacoplamiento», y que induce la termogénesis. Por ejemplo, cuando se produce una caída más o menos repentina de la temperatura externa, el tejido adiposo marrón hace que el cuerpo produzca calor; esta capacidad varía de una persona a otra, y por sí solo puede ya justificar las diferencias que existen entre los individuos.

Así, el estudio de la capacidad del tejido adiposo marrón para usar energía para producir calor nos llevó a conocer las vías intracelulares, es decir, todas esas proteínas, aquellos genes que se activan y desactivan durante este proceso, para identificar la dieta más correcta que se debe llevar para que tal proceso se pueda perpetuar: las diferentes horas del día en que es más apropiado tomar los alimentos, cuándo y cómo recurrir a la restricción calórica o al ayuno para activar también en el tejido adiposo blanco estas vías intracelulares características del tejido marrón.

En otras palabras, cuando somos capaces de iluminar en el tejido adiposo blanco aquellos genes y proteínas que normalmente intervienen en la disipación de energía del tejido adiposo marrón durante la exposición al frío, estamos iniciando el llamado «proceso de pardeamiento del tejido adiposo blanco», también conocido con el término anglosajón *browning*. Para que este proceso tenga lugar es necesario intervenir modificando los hábitos alimentarios, con la introducción de nutrientes que lo favorecen y el estilo de vida adecuado y, al mismo tiempo, reduciendo los factores de riesgo para el inicio de las patologías; el primer factor de riesgo está relacionado con el perímetro abdominal que se encuentra alejado de los estándares (*véase* capítulo I) y con la cantidad excesiva de tejido adiposo blanco.

El aumento de la ingesta provoca una acumulación excesiva de grasa, que alimenta el tejido adiposo blanco; el objetivo de la nueva forma de concebir la nutrición, junto con el ejercicio físico, consiste en promover el pardeamiento del tejido adiposo blanco, para transformar la grasa en energía y permitir que el organismo la reutilice.

El tejido adiposo blanco visceral y el consiguiente aumento del perímetro de la cintura hacen que el sujeto tenga un mayor riesgo de padecer enfermedades cardiovasculares y cáncer. Por tanto, en el contexto de la prevención, sería recomendable, primero, estudiar, a través de diarios alimentarios y del monitoreo del ejercicio, cómo ha llegado a esto una persona con un excesivo perímetro abdominal, y luego aplicar un «protocolo nutricional» para llevarlo a una condición de menor riesgo.

El tejido adiposo blanco visceral tiene un origen diferente al tejido adiposo blanco subcutáneo, y juega un papel más directo en el establecimiento o apoyo de enfermedades sistémicas, es decir, las condiciones clínicas del organismo que no parecen estar relacionadas con el vientre, como la aterosclerosis o los tumores. El tejido adiposo blanco subcutáneo, de alguna manera, se define como un depósito «inocente», porque no es capaz de enviar señales dismetabólicas al organismo, no está directamente relacionado con fenómenos que pueden predisponer a la formación de placas ateroscleróticas y no representa un ambiente favorable para la formación de tumores. Ciertamente, el tejido adiposo subcutáneo es un depósito de grasa que opone una mayor resistencia al «derretimiento» en comparación con el tejido adiposo visceral: cuando se aplican protocolos nutricionales para reducir el perímetro abdominal para perder peso, es más fácil disolver el tejido adiposo visceral en comparación con el subcutáneo, tanto que, después del adelgazamiento debido a la disolución de la grasa en el interior del vientre, a menudo es necesaria la extirpación quirúrgica de la grasa subcutánea.

Sin embargo, también es cierto que el tejido adiposo visceral es genéticamente muy diferente del tejido subcutáneo (la diferencia de esta diversidad se puede obtener a través de una simple biopsia, sin recurrir a una observación más precisa bajo el microscopio), y que las células de la grasa presente en el tejido visceral pueden dar lugar a preadipocitos, es decir, células que pueden convertirse en células grasas (adipocitos) o células inflamatorias. Así, la célula primordial del tejido adiposo tiene la posibilidad de convertirse también en una célula capaz de modular fenómenos inflamatorios.

El tejido adiposo visceral —que nace y crece como un depósito de esa energía extra que introducimos con una dieta incorrecta o, si queremos, como consecuencia de un desequilibrio entre el aumento de la energía de entrada con los alimentos y la reducción de la energía de salida por la ausencia de actividad física o por un metabolismo basal lento— se encuentra con dos fenómenos evolutivos. El primero se llama «adipogénesis», y consiste en el aumento del número de células que forman el tejido adiposo visceral; por tanto, más células hijas son capaces de contener grasa. El segundo fenómeno recibe el nombre de «lipogénesis»: estas células, además de ser más numerosas, se hinchan porque aumenta el contenido de lípidos, que no sólo llegan al tejido adiposo de los otros órganos a través de la sangre, sino que también pueden sintetizarse, es decir, pueden producirse dentro de las propias células grasas a partir de la glucosa; la grasa se forma a partir del azúcar en estas células.

Hoy en día es difícil, si no imposible, identificar los flujos metabólicos que circulan por nuestro organismo. No es posible establecer con absoluta certeza si la grasa que se acumula en el tejido adiposo es la consecuencia de una mayor ingesta de grasa por medio de los alimentos y de qué tipo de ácidos grasos consta, pero sobre todo es realmente difícil decir si la formación de la grasa deriva de la lipogénesis dentro de estos adipocitos o de la lipogénesis que tiene lugar en otro órgano, como el hígado, que sintetiza las grasas y las envía al tejido adiposo a través del flujo sanguíneo. En otras palabras, el aumento de la grasa en el vientre puede depender de la ingesta de grandes cantidades de grasa con los alimentos, por ejemplo, las grasas saturadas presentes en las salchichas y los quesos, pero sobre todo de los azúcares y los alimentos con almidón, que inducen la síntesis de grasas o a nivel abdominal o en el hígado: este último ya genera grasa de por sí, que luego deposita en el propio interior, creando el llamado «hígado graso», o la envía a la sangre para depositarla en el tejido adiposo visceral. Muchos pacientes con un perímetro de cintura elevado afirman que su dieta no implica un alto consumo de grasa. No saben que un consumo elevado de azúcares y alimentos ricos en almidón, sobre todo durante la noche, cuando las células tienen menos necesidad de usar la glucosa como fuente de energía, y sin actividad física, genera grasa.

Por tanto, conocer los fenómenos metabólicos es de suma importancia para reducir los factores de riesgo, por ejemplo, a través de diferentes hábitos alimenticios.

Un exceso de tejido adiposo visceral, según han descubierto numerosos descubrimientos científicos recientes, predispone a una serie de cambios. Por ejemplo, favorece la posibilidad de que las moléculas circulantes llamadas citoquinas determinen el denominado «fenómeno de la inflamación crónica»: el sujeto con un vientre prominente o con un perímetro abdominal excesivo debido a la acumulación de tejido adiposo visceral se ve afectado por la inflamación crónica. Las moléculas inflamatorias (TNF-alfa, iNOS, LPS) responsables de este estado juegan un papel fundamental en la susceptibilidad a las enfermedades. Algunos de ellas, por ejemplo, se concentran en la parte del cuerpo donde se desarrolla un tumor, y pueden duplicar la velocidad con la que se reproducen las células cancerosas. Las moléculas inflamatorias pueden modificar, en la placa aterosclerótica, la capacidad genética de las células para eliminar el colesterol; en consecuencia, además de la existencia de un contexto en el que el colesterol elevado puede predisponer a formar la propia placa, la presencia de una inflamación relacionada con el exceso de cintura duplica el riesgo de caer en un estado patológico.

El tejido adiposo visceral acumula grasa, pero, como dijimos, no siempre es posible determinar de dónde proviene. Por esta razón, el metabolismo de los ácidos grasos, la relación entre su ingesta y la acumulación de grasas constituye uno de los capítulos más interesantes de la fisiología y de la nutrición, en primer lugar, porque no sabemos exactamente qué sucede cuando consumimos los ácidos grasos. Todos los ácidos grasos que se toman a través del intestino se acumulan en estructuras capaces de transportarlos al organismo, los quilomicrones, que pasan al hígado, donde se produce la clasificación de las grasas. La cantidad de grasa que llega al hígado no sólo está compuesta por las grasas que pasan por el tracto gastrointestinal, sino también por las que vienen de la periferia: durante el ayuno, por ejemplo, podemos contar con unas enzimas llamadas «lipasas», que descomponen la grasa del tejido adiposo visceral periférico subcutáneo, para devolverla al hígado y permitir que la utilice como reservas de energía.

A través de la alimentación, el tejido adiposo visceral acumula un exceso de grasa, es decir, mucha más de la que podemos transformar en energía, lo que nos permite conservar esta última en forma de grasa para usarla eventualmente en los momentos en que los alimentos escasean o en caso de ayuno. Ésta es la razón por la que todos los ácidos grasos en el hígado se componen, en parte, de ácidos grasos tomados con la alimentación, y, en parte, de los ácidos grasos circulantes que han regresado al hígado gracias a la actividad de las enzimas lipasa y por la disolución del tejido adiposo periférico y, en parte, a partir de los ácidos grasos sintetizados por el propio hígado. Es difícil aclarar cuánto y cómo la dieta puede influir en este fenómeno, ya que, como dijimos, es prácticamente imposible establecer porcentajes relacionados con los flujos de ácidos grasos.

Por tanto, no es correcto suponer que un perímetro abdominal más elevado de lo normal se deba de manera necesaria a la acumulación de grasa fruto de una dieta rica en grasas, porque, en realidad, la acumulación de grasa podría resultar de una dieta excesivamente rica en carbohidratos y azúcares, y, por tanto, esa grasa depositada sería grasa de síntesis.

Como ya se ha dicho, tenemos una enorme dificultad para definir los porcentajes de origen de todos los ácidos grasos en el hígado. Numerosos estudios informan de que, según el tipo de dieta —la dieta mediterránea baja en carbohidratos, la dieta rica en ácidos grasos saturados, como la mantequilla, los quesos curados y las salchichas, o la dieta rica en ácidos grasos insaturados, como los del aceite de oliva virgen extra—, la tipología y la cantidad de ácidos grasos que llegan al hígado pueden variar.

Sin embargo, los porcentajes de los flujos son en sí mismos difíciles de establecer, por lo que nadie tiene que pensar en la ecuación siguiente: vientre abundante = acumulación de grasas = aumento de las grasas en la alimentación. La grasa abdominal, repito, también podría ser el resultado de una elevada síntesis por parte de nuestro organismo.

Por desgracia, el proceso de síntesis de los ácidos grasos no siempre se detiene cuando los obtenemos a través de los alimentos, como podría esperarse; en la práctica, el hígado continúa produciéndolos incluso aunque tengamos suficiente en el organismo. Además, existen ciertos ácidos grasos que estimulan la síntesis de las grasas a nivel hepático.

Deben mencionarse dos conceptos relacionados con el metabolismo y con respecto a la síntesis de grasa en el hígado. En primer lugar, los mecanismos de retroalimentación negativa (es decir, de respuesta) entre la ingesta de alimentos y el bloqueo de la capacidad de síntesis no siempre se activan para los ácidos grasos. En otras palabras, cuando consumimos ácidos grasos esperamos que el organismo desactive la capacidad de formarlos, dado que debería haber una señal que pueda transmitir el mensaje de entrada de los ácidos grasos contenidos en los alimentos y, por tanto, evitar su formación en el hígado. En realidad, esto no siempre sucede y, sobre todo, no ocurre con todos los tipos de grasas, ya que la ingesta de ácidos grasos saturados genera, en lugar de inhibir, su síntesis adicional en el hígado; por tanto, cuanta más grasa saturada introducimos en el organismo, más fabrica éste. Y para esta retroalimentación, que en este caso es positiva, la ciencia aún no tiene una respuesta mecanicista. Ciertamente, por tanto, es muy importante definir el tipo de acumulación de grasa en un sujeto en particular, a partir de cuestionarios de alimentos, mientras que la ciencia tiene la tarea de aclarar la retroalimentación positiva y negativa en relación con el tipo de ácidos grasos tomados con la dieta.

En segundo lugar, se debe enfatizar que la síntesis de ácidos grasos en el hígado comienza sobre todo a partir de las moléculas de glucosa, es decir, a partir del azúcar. De hecho, cuando la glucosa es mayor que la que pueden usar los órganos como los músculos, el cerebro o el corazón, ésta llega al hígado, quien la utiliza para una serie de eventos celulares que culminan en la generación de energía, pero también de colesterol y grasas. El sustrato para la síntesis de ácidos grasos en el hígado es, de hecho, la acetil-coenzima A (acetil-CoA), una molécula que se forma a partir de la glucosa durante el proceso de generación de energía. Entonces, como dije, el paciente con un perímetro abdominal excesivo que dice que no come un exceso de grasa podría, de hecho, llevar una dieta en la que no abunden las grasas, sino los carbohidratos. Una dieta excesivamente rica en carbohidratos, con la cual consumimos una cantidad de glucosa muy superior a las necesidades del organismo, y la ausencia simultánea de una actividad física útil para quemar el exceso de azúcares pueden producir más del 40 % de toda la grasa en el hígado.

Por tanto, es muy importante comprender cómo se producen tanto la adipogénesis, es decir, el aumento en el número de células grasas, como la lipogénesis. Numerosos laboratorios científicos de todo el mundo están estudiando los procesos de los que hablamos a partir del análisis de los tejidos tomados mediante una biopsia para evaluar la presencia de inflamación, porque es esencial comprender hasta qué punto el tejido adiposo puede representar un factor de riesgo para la salud del paciente. Otro aspecto nada despreciable es la existencia de hormonas que pueden potenciar la adipogénesis. Una de ellas es la insulina: si tomáramos células de fibroblastos subcutáneas (es decir, «células normales» presentes en la capa de debajo de la piel) y las pusiéramos en contacto con la insulina y con los nutrientes, se convertirían en adipocitos en siete días. Así que la insulina es una de las hormonas que más inducen la generación y el crecimiento de la cantidad de células grasas en el organismo. A partir de aquí, una persona que consume poca grasa, pero muchos alimentos que contienen azúcares, podría, con esta dieta, hacer que una cantidad alta de glucosa llegara a su hígado, lo que causaría un aumento de todas las proteínas que transportan la síntesis de grasas, posteriormente grasas, que se liberarán en el organismo en forma de triglicéridos circulantes (volvemos al síndrome metabólico del que hemos hablado en el capítulo I), o se depositarán en el tejido adiposo visceral en forma de grasas.

La hormona insulina tiene la tarea de conducir glucosa a las células, activando una serie de reacciones a través de su receptor. Cuanto más aumentan el tejido adiposo visceral y el perímetro abdominal, más dificultad tiene la insulina para realizar su función y, por tanto, se produce el fenómeno conocido como «resistencia a la insulina»: la adipogénesis y la lipogénesis, y la consiguiente presencia de la inflamación hacen que el páncreas, el órgano rico en células beta que producen y liberan insulina, libere cantidades excesivas de esta hormona.

En otras palabras, el paciente en cuestión debe tratar de reducir los niveles de azúcar en sangre, que es el nivel de glucosa en sangre, determinado por la ingesta de cierta cantidad de azúcares (y por azúcares nos referimos a los carbohidratos, en especial aquellos con un índice glucémico alto, como las harinas refinadas y el azúcar en sí). Pero en tales condiciones, en él se produce un pico de secreción de insulina, ya que al trabajar menos su receptor y funcionar menos la actividad de la insulina, el páncreas ha producido grandes cantidades de hormona, para que se reduzca la glucemia circulante a pesar de la alta cantidad de glucosa, para así poder evitar la diabetes mellitus. Esto crea un círculo vicioso, porque la transformación de la glucosa en grasas en el hígado está liderada por una enzima cuyas iniciales son SREBP-1c, una enzima muy importante que funciona como un interruptor genético, capaz de activar con precisión los genes que guían el proceso de síntesis de grasa (*véase* capítulo IX); este interruptor es activado en un grado muy alto por la insulina circulante.

Después de consumir alimentos ricos en azúcares, la insulina generada por el organismo para reducir el azúcar en sangre, por un lado, ayuda a que entre glucosa en el hígado y, por otro, guía directamente su «catabolismo», es decir, su utilización, que conduce a la síntesis de las grasas. El desequilibrio nutricional debido a la excesiva presencia de grasas y carbohidratos en la dieta provoca una mayor síntesis de las grasas, pero también la adipogénesis por la insulina en sí misma, y conduce a la formación de tejido adiposo visceral, que con los años alcanza estados de inflamación y de degeneración, que disminuyen la capacidad de la insulina para reducir los niveles de glucosa en sangre. Esta resistencia a la insulina conduce al aumento de las moléculas de insulina producidas por nuestro organismo para hacer frente a la menor eficacia de la hormona y para evitar la hiperglucemia y la diabetes. De hecho, cuando un sujeto con un perímetro abdominal superior a 100 cm y un sujeto delgado toman la misma cantidad de azúcares, el primero produce más insulina que el segundo.

Y éste es el círculo vicioso más importante en el organismo de los sujetos metabólicos. El aumento de la insulina en sangre en respuesta a los azúcares guiará la síntesis de las grasas, y así se dará lipogénesis, además de adipogénesis inducida por la insulina; como resultado, el sujeto entra en una condición que empeora su salud todos los días. En este punto, es realmente importante que el sujeto siga un programa nutricional «a medida», es decir, personalizado, que establezca el tipo y la cantidad de alimentos que tomará, y luego, como veremos en relación con los ritmos circadianos, los momentos en los que debe hacerlo.

Debe decirse, sin embargo, que hay sujetos que tienen unos niveles de insulina altos con independencia de la cantidad de glucosa que entre en su organismo; en este caso se trata de hiperinsulinemia inducida por susceptibilidad hereditaria. Esto explica las diferencias sustanciales entre quienes consumen un exceso de alimentos, pero no acumulan grasa, y quienes comen poco pero engordan y desarrollan resistencia a la insulina o presentan hiperinsulinemia.

El conocimiento del funcionamiento del organismo es, por tanto, el primer paso para comprender cómo los alimentos se pueden transformar en energía o se pueden almacenar constantemente en forma de energía. Es necesario que exista un equilibrio entre la capacidad de acumular energía en el tejido adiposo blanco y la capacidad de disipar, consumir energía como hace el tejido adiposo marrón. Y es muy importante determinar cómo un sujeto se ha vuelto metabólico para reducir el riesgo relacionado con esta condición, a través de la activación de proteínas particulares típicas del tejido adiposo marrón y del proceso de pardeamiento. En algunos casos, como demuestra la bibliografía científica, los adipocitos pueden adquirir una condición intermedia con un color beis. Entonces se habla de *beiging*.

Esta transformación puede ocurrir de diferentes maneras. A veces es obra del sistema nervioso autónomo; es decir, existe una conexión con el cerebro, tanto que hablamos del eje cerebro-tejido adiposo blanco. El sistema simpático, que forma parte del sistema nervioso autónomo, a través de sus receptores causa el pardeamiento del tejido adiposo blanco, un efecto similar a las consecuencias de la exposición crónica al frío. Numerosos laboratorios están trabajando para identificar nuevas moléculas químicas capaces de activar los receptores del sistema nervioso simpático e inducir el *browning*. En particular, se estudian primero las moléculas endógenas, es decir, aquellas que nuestro organismo procesa o absorbe de los alimentos, o gracias a la actividad física, por ejemplo, algunas hormonas, y las moléculas con acción hormonal que tenemos en nuestro organismo, como la norepinefrina, producida por la glándula suprarrenal; la mioquina, liberada por los músculos; la hormona tiroidea y la hormona FGF21, recientemente descubierta, capaz de guiar la disolución o el *browning* del tejido adiposo blanco visceral durante las fases de ayuno.

Ciertamente, el ejercicio físico aeróbico y una dieta adecuada —selección de nutrientes a consumir, restricción calórica, posibles ayunos— son las herramientas más importantes e interesantes para transformar el tejido adiposo blanco en marrón.

Existen moléculas, factores nutricionales o nutracéuticos (es decir, principios nutrientes que tienen un efecto beneficioso en la salud) que son capaces de bloquear la síntesis del tejido adiposo blanco (actividad antiadipogénica) o inducir la pérdida, el derretimiento de la grasa (actividad lipolítica). Entre ellos podríamos mencionar una serie de compuestos presentes en nuestros alimentos. Como demuestran los estudios en modelos de laboratorio y en hombres, la capsaicina contenida en el famoso chile es capaz de activar genes que inducen el *browning* del tejido adiposo blanco. Varios estudios han revelado que la curcumina, uno de los componentes más importantes de la planta llamada *Curcuma longa*, presente en el curri utilizado en la cocina, y dos polifenoles, la oleuropeína, presente en algunos cultivares de olivo (especialmente en las hojas) y que encontramos en el aceite de oliva virgen extra obtenido de éstos, y el resveratrol, pueden transformar el tejido adiposo blanco.

Sin embargo, debe destacarse que la limitación de la ingesta de carbohidratos de alto índice glucémico en el sujeto que se encuentra en la categoría de hiperinsulinemia es el primer camino que el nutricionista o el médico deben recorrer para diagnosticar un síndrome metabólico con hiperinsulinemia. El paciente debe someterse a la prueba de la minicurva de carga, con glucosa en sangre e insulinemia (concentración de insulina en sangre), medida después de la ingesta de glucosa, para verificar si hay hiperinsulinemia; después de estas investigaciones, se debe evaluar la posibilidad de tratar la hiperinsulinemia si ya ha evolucionado hacia una diabetes mellitus inicial. Un nivel basal de azúcar en sangre de 100 mg/dl es suficiente para hablar de síndrome metabólico, mientras que sabemos que para diagnosticar la diabetes mellitus el valor debe ser superior a 126. Para el médico, una persona que tiene un perímetro abdominal excesivo con altos niveles de insulina secretada para reducir el azúcar en sangre después de tomar una comida rica en azúcares y alimentos ricos en almidón necesita cambiar su estilo de vida y su dieta, y, eventualmente, si es necesario, de acuerdo con las pautas, seguir una terapia que lleve al eje de la función páncreas-tejido adiposo-hígado a condiciones de normalidad, a través de aquello que se denomina un «protocolo de sensibilización a la insulina» (es decir, un aumento de la acción de la insulina). Obviamente, debe incluir un cambio en los hábitos alimenticios que no tenga el objetivo de eliminar totalmente los azúcares: con una eliminación total, el sujeto, mientras permanece en un estado de hiperinsulinemia, podría perder mucho peso, pero luego recuperar todos los kilos perdidos.

Tan sólo debe reducir el contenido de carbohidratos en la dieta, eligiendo aquellos alimentos con el índice glucémico más bajo y asegurándose de tomarlos por la mañana en el desayuno o durante el almuerzo, porque éstos son momentos en los que, por la misma ausencia de ejercicio físico, el metabolismo basal, las hormonas circulantes y el gasto de energía crónico se activan a través de los arcos reflejos que utiliza nuestro organismo. Por el contrario, la ingesta de carbohidratos de alto índice glucémico por la tarde o por la noche puede conducir a un aumento en la transformación de la glucosa en grasas.

Finalmente, se debe enfatizar que una persona puede ignorar que tenga hiperinsulinemia o resistencia a la insulina. No todos los sujetos con un perímetro abdominal mayor de lo normal la tienen, pero el médico debe sospechar la condición de resistencia a la insulina, especialmente en el paciente metabólico, incluso en ausencia de una sintomatología clínicamente relevante; en esencia, el paciente puede experimentar mareos o somnolencia justo después de consumir alimentos ricos en carbohidratos, como los alimentos con almidón, y afirmar que tiene apetito sólo una o dos horas después de haber desayunado o almorzado. El paciente también puede tener síntomas inespecíficos, como cefalea posprandial, o tener la sensación de que es alérgico a una serie de ingredientes consumidos con la alimentación. Finalmente, el paciente puede padecer insomnio o sentir la necesidad de levantarse por la noche para comer, en especial cuando cena muy tarde: el sujeto se queda dormido después de la cena, pero dos o tres horas más tarde se despierta con sensación de hambre.

La combinación de hiperinsulinemia, perímetro abdominal elevado y síndrome metabólico puede causar síntomas en el paciente, como dispepsia, problemas digestivos y aumento del meteorismo debido a los carbohidratos y la fermentación bacteriana por parte de la microbiota (trataré este tema con más detalle en el capítulo VI). El sujeto básicamente le dice al médico que busca energía en la comida, mientras que experimenta una sensación desagradable de astenia, es decir, de pérdida de fuerza, posprandial, que hace pensar de manera clara en la hiperinsulinemia. Antes de recomendar cualquier dieta, el médico debe hacer un diagnóstico preciso, para evitar el famoso fenómeno «yo-yo», es decir, que se da el caso de sujetos que siguen una dieta restrictiva con la que pierden peso, pero, después de haberla suspendido, recuperan con rapidez todos los kilos que han perdido. La restricción calórica, si se aplica a cualquier persona de manera incondicional, es decir, sin tener en cuenta las características individuales, conducirá claramente al fracaso, y por fracaso se entiende la consecuencia de la falta de control sobre el peso corporal y el metabolismo a largo plazo.

A continuación entraremos en los detalles de la nutrición para la prevención del dismetabolismo y de los fenómenos tumorales.

IV

LA CONTRIBUCIÓN DE LA ALIMENTACIÓN EN LA PREVENCIÓN Y EL TRATAMIENTO DE LOS TUMORES

Hoy en día, la bibliografía científica está de acuerdo en que la obesidad, el sedentarismo y el comportamiento alimentario poco saludable pueden aumentar el riesgo de desarrollar cáncer y la mortalidad asociada a esta enfermedad. De hecho, un estudio clínico estadounidense de 2015 mostró que la obesidad y la inactividad física aumentan la posibilidad de desarrollar tumores que afecten a la próstata, el aparato genital, el colon y el tracto gastrointestinal. Para confirmar esto, en 2016, la Agencia Internacional para la Investigación del Cáncer identificó hasta 13 cánceres relacionados con la obesidad, incluido el de esófago, colon, mama, hígado y páncreas. Además, entre los sujetos con una obesidad de tercer grado (la más grave) aumenta la tasa de mortalidad por tumores hepáticos y estomacales en hombres, y de cáncer de útero, riñón, páncreas y mama en mujeres.

Según estos estudios, no sólo la obesidad está estrechamente relacionada con el desarrollo de tumores, sino que los sujetos obesos y ya diagnosticados tienen muchas más complicaciones quirúrgicas y responden a la quimioterapia de una manera peor que los pacientes con un peso normal. Por desgracia, la obesidad en la población está aumentando, y esto está reduciendo los efectos positivos del progreso realizado en la lucha contra el cáncer, lo que hace que la tarea del médico sea cada vez más difícil. Por ejemplo, en las mujeres, la obesidad está asociada con el desarrollo de cáncer de endometrio. En un estudio de 2010, se observó que en mujeres con obesidad severa y cáncer de endometrio en etapa temprana la tasa de mortalidad era mayor que en mujeres con un peso normal, y que el 67 % de las muertes en estas pacientes no se debía a problemas relacionados con el cáncer, sino con la obesidad. Con respecto al cáncer de mama, las mujeres obesas tienen un riesgo de recurrencia (es decir, que el tumor se presente de nuevo) y de muerte aproximadamente un 40 % más alto que las mujeres con un peso normal. Además, en lo que respecta al tratamiento del cáncer de mama, un estudio realizado en unos 3.000 pacientes ha demostrado que las personas obesas toleran menos la quimioterapia. Por tanto, la obesidad no sólo es un signo de un mayor riesgo de padecer cáncer, sino que debe influir en el médico para elegir la terapia adecuada que se administrará al paciente.

¿Qué podemos hacer para frenar el problema de la obesidad? ¿La pérdida de peso por sí sola puede restaurar un estado óptimo de salud? Para responder a estas preguntas debe decirse que, aunque existe un gran número de estudios que investigan la relación entre la obesidad, el cáncer y la mortalidad, pocos están investigando el impacto que la pérdida de peso, la restricción calórica y la actividad física pueden tener en el riesgo de cáncer y en la respuesta a las terapias.

Según estudios recientes, la reducción del peso corporal a través de la dieta y/o del ejercicio podría normalizar las alteraciones metabólicas que caracterizan la obesidad. Otra investigación realizada en mujeres que sobrevivieron al cáncer de endometrio ha demostrado que las intervenciones basadas en cambios centrados en la reducción de peso y el aumento de la actividad física determinan una mejor calidad de vida para estas pacientes.

En cambio, un estudio realizado en 2015 en Estados Unidos afirmó que los cambios en la dieta, el peso y la actividad física no pueden prevenir tumores o reducir la mortalidad relacionada con ellos. Además, este estudio se centró en los supervivientes de tumores, al observar que más del 70 % de ellos eran obesos o tenían sobrepeso, y sólo un tercio logró los niveles recomendados de actividad física y peso corporal. Los datos se explican considerando que las intervenciones en el estilo de vida no son parte de la «terapia» del paciente con cáncer o del superviviente a la enfermedad. De hecho, de acuerdo con la Sociedad Americana de Oncología Clínica (ASCO), hay muchos oncólogos que no recomiendan a sus pacientes el control de peso, la alimentación saludable y el ejercicio regular. Ésta es la razón por la cual ASCO publicó en 2016 la llamada «Obesity Initiative», un nuevo programa de estrategia de control de la obesidad para limitar la enfermedad tumoral y tratarla mejor. También debemos considerar que la circulación de esta información entre la población es muy deficiente; sólo hay que pensar que en 2013 la Associated Press-NORC Center for Public Affairs Research afirmó que sólo el 7 % de los estadounidenses entrevistados en una encuesta estaban al tanto de que existía una relación entre el cáncer y la obesidad, y un mayor riesgo de desarrollar cáncer en el caso de los sujetos obesos.

Dado que la obesidad es un factor de riesgo para el desarrollo y la progresión del cáncer, así como para la respuesta del paciente a la terapia, es esencial identificar nuevos regímenes clínicos que reduzcan los efectos negativos de esta enfermedad. Por tanto, para el tratamiento de estos pacientes sería aconsejable un enfoque bio-psico-social que considere el cambio de estilo de vida como la piedra angular del tratamiento.

Teniendo esto en cuenta, las recomendaciones de ASCO con respecto a la dieta a seguir son consumir preferiblemente fruta, verduras y cereales integrales, y evitar el consumo frecuente de carnes rojas, dulces, bebidas azucaradas y trigo refinado. También se recomienda realizar al menos 150 minutos por semana de actividad aeróbica moderada (100 pasos por minuto). Vamos a entrar en detalles. ¿Cuáles son los alimentos que nos ayudan a prevenir y a combatir el cáncer?

La Asociación Italiana para la Investigación del Cáncer (AIRC), por ejemplo, que financia a más de 5.000 investigadores en Italia, más del 50 % de los cuales tienen menos de 40 años, escribe en su página web que un tercio de los tumores surgen en la mesa, y reporta una serie de sugerencias relativas a la alimentación. En general, los estilos de vida saludables y una dieta variada, que aporte al organismo diferentes nutrientes, hacen que nuestro cuerpo tenga las características necesarias para detener el desarrollo de la enfermedad desde las etapas iniciales.

Los estudios científicos han atribuido propiedades antitumorales a algunos alimentos, que llamamos «virtuosos»; mencionaré algunos de ellos. Es bueno recordar que la cantidad de ingrediente activo (es decir, la sustancia contenida en el alimento que proporciona el poder antitumoral) utilizada en el laboratorio para realizar los experimentos es mucho mayor que la que un individuo puede tomar diariamente. Justo por esta razón, la dieta tiene una importancia fundamental: es posible que no sea la cantidad que se toma lo que produce el efecto beneficioso, sino la constancia con la que se consume ese alimento.

Numerosos estudios han demostrado que una alimentación inspirada en los principios de la dieta mediterránea puede reducir el riesgo de contraer cáncer. La dieta mediterránea, gracias al alto contenido en alimentos con un bajo índice glucémico y grasas no saturadas, fibra, vitaminas y oligoelementos, y con una acción contra los radicales libres, tiene un importante poder antiinflamatorio y antioxidante. Conlleva un consumo abundante de cereales, legumbres, frutas y verduras, y un consumo moderado de carne, pescado y productos lácteos. Los cereales (arroz, cebada, espelta, trigo) son la principal fuente de carbohidratos, fibra y vitaminas. El plato típico de esta dieta, a base de cereales integrales acompañados de alimentos ricos en fibra, es abundante en energía, que se distribuye durante un largo período de tiempo, evitando el pico glucémico. El consumo diario de cereales integrales reduce la probabilidad de desarrollar tumores en el intestino, el esófago y la próstata.

El ingrediente clave de la dieta mediterránea, que abunda en los países mediterráneos, es el aceite de oliva virgen extra. Sus propiedades nutricionales son reconocidas en todo el mundo: rico en polifenoles, que son antioxidantes, tiene una acción protectora sobre el sistema cardiovascular y ayuda a los sujetos con el síndrome metabólico, porque normaliza los niveles de azúcar en sangre y la insulina. Tomar dos cucharadas de aceite de oliva virgen extra al día reduce los triglicéridos y aumenta, gracias a los polifenoles, la capacidad de nuestro organismo para disolver la grasa visceral. Más adelante hablaremos más detalladamente sobre las propiedades del aceite.

Típicas de la dieta mediterránea son las crucíferas (col, coliflor, repollo, brócoli, col rizada, rúcula, rábano picante, rábano), plantas con importantes propiedades antioxidantes gracias a la presencia de compuestos ricos en azufre llamados «isotiocianatos». Los estudios han demostrado que una dieta que incluya las crucíferas protege contra los cánceres del tracto gastrointestinal, la próstata y el pulmón. En particular, una investigación realizada en Japón en 2017 observó que las personas que habitualmente consumen crucíferas enferman de cáncer mucho menos. Además, las mujeres con cáncer de mama que por lo general consumen crucíferas responden mejor a las terapias antitumorales.

La calabaza, rica en vitaminas, sales minerales y carotenoides, tiene una acción antioxidante, antiinflamatoria y antitumoral. El consumo de calabaza se ha asociado con un menor desarrollo de cáncer de próstata, mama, ovario, páncreas e hígado. Además, estudios de laboratorio han demostrado que los antioxidantes que contiene la calabaza reducen el crecimiento de las células cancerosas.

Otro vegetal con propiedades destacables es la remolacha roja, rica en agua, sales minerales, vitaminas y flavonoides, que son sustancias antioxidantes. Al desarrollar una acción vasodilatadora es capaz de reducir la presión arterial. Gracias a sus propiedades antiinflamatorias y antioxidantes, puede prevenir algunos tipos de cáncer, como los de colon, hígado y mama, y reducir la formación de nuevos vasos sanguíneos alrededor del tumor, necesarios para la nutrición de las células cancerosas.

Entre las frutas, la granada desempeña un papel de importancia primordial en la lucha contra los tumores, ya que contiene sobre todo agua, además de ser fuente de vitaminas y sales minerales. La actividad de esta fruta contra los radicales libres, que además es rica en taninos antioxidantes y antocianinas (polifenoles), es superior a la del té verde y a la del vino tinto. Los estudios científicos han demostrado que el alto contenido de antocianinas de la granada confiere a su jugo una acción antiinflamatoria, capaz de combatir el cáncer de colon y de mitigar el efecto de los rayos ultravioleta, protegiendo de los melanomas. Finalmente, la investigación científica ha demostrado que la granada contiene sustancias capaces de bloquear la acción de la aromatasa (enzima que ya hemos analizado, capaz de aumentar los estrógenos en el organismo), previniendo el desarrollo del cáncer de mama.

Entre los alimentos con alto poder antitumoral no podemos dejar de mencionar el jengibre y la cúrcuma, que pertenecen a la familia *Zingiberaceae*. La raíz del jengibre fresco contiene carbohidratos, lípidos, terpenos y fenoles, que tienen un efecto beneficioso para el organismo. Los ingredientes activos del jengibre con acción antioxidante y antiinflamatoria son capaces de reducir el crecimiento de tumores del hígado, páncreas, mama, ovario, próstata y colon, induciendo la muerte de las células cancerosas. Un estudio realizado con animales con tumores en el hígado ha demostrado que tomar jengibre un mes puede prevenir la aparición de un tumor en el hígado. Los estudios realizados en mujeres embarazadas y pacientes sometidos a quimioterapia han detectado en el jengibre un potente efecto antináuseas.

Investigaciones realizadas en el laboratorio atribuyen a la cúrcuma la capacidad de inducir la muerte de las células tumorales. Además, a través de su acción antioxidante, la cúrcuma mejora el éxito de la terapia en los tumores del estómago, colon, próstata y faringe. La lista de alimentos «virtuosos» capaces de favorecer la prevención y la lucha contra los tumores aún sería más larga; en general, como ya he dicho, lo ideal es que la alimentación esté inspirada en la dieta mediterránea.

En conclusión, la concomitancia de la obesidad, el estilo de vida sedentario y el comportamiento alimentario poco saludable deben influir necesariamente en las estrategias terapéuticas elegidas por los oncólogos. La creciente evidencia científica sugiere que la pérdida de peso puede reducir el riesgo de volver a encontrar un tumor durante toda la vida y mejorar la calidad de vida en general. Se necesitan más estudios para aclarar si el cambio en el estilo de vida es necesario y suficiente para inducir cambios biológicos que sean suficientemente efectivos para prevenir el desarrollo de un tumor.

V

ALGUNOS ESTUDIOS CLÍNICOS SOBRE LA RELACIÓN ENTRE LA ALIMENTACIÓN Y EL CÁNCER

Gracias a la publicación de numerosos estudios científicos, hoy sabemos con certeza que existe una estrecha correlación entre la dieta y el cáncer; sin embargo, es muy difícil tener datos precisos y fiables en este ámbito de la ciencia tan variado. De hecho, para poder extraer conclusiones sólidas sobre cómo la dieta influye en el desarrollo de los tumores, los investigadores deben tener control sobre todo aquello que ingiere un amplio grupo de personas a lo largo de toda su vida, una hipótesis imposible de llevar a cabo. Los científicos pueden registrar durante cierto período de tiempo los hábitos alimenticios de un grupo grande de personas sanas, o con una patología particular, para comprender si las enfermedades se desarrollan y cómo evolucionan. Un estudio de este tipo se llama «epidemiológico»: requiere el reclutamiento de un gran número de sujetos y un período de tiempo prolongado, requisitos previos indispensables para lograr correlaciones significativas, con el menor margen de error posible.

Existen muchas investigaciones sobre los posibles efectos, protectores o dañinos, de los alimentos o de una dieta en particular, pero los resultados clínicos no permiten, en la mayoría de los casos, llegar a conclusiones claras o son discordantes.

En la cada vez más difundida *evidence-based medicine* («medicina basada en la evidencia»), los ensayos clínicos, o *trials* clínicos, han asumido un papel de primordial importancia para la evaluación de los efectos de las dietas o de los nutrientes individuales en la salud, tanto para la prevención como para el tratamiento de enfermedades. Se caracterizan por una fase preclínica inicial, en la que se realizan experimentos *in vitro* en modelos de laboratorio, seguidos de ensayos clínicos en seres humanos, y permiten obtener resultados altamente fiables en la evaluación del riesgo de enfermedad o en la posibilidad de tratamiento de una determinada patología después de la ingesta de un nutriente.

Un *trial* clínico es un estudio bien planificado realizado en voluntarios sanos o en pacientes, con el objetivo de verificar la validez de un tratamiento. El tratamiento experimental se asigna a la mitad de los pacientes admitidos en el estudio; los demás son tratados de manera diferente y son parte del grupo llamado de «control».

Además, los investigadores pueden utilizar el metaanálisis, una técnica estadística que permite combinar los resultados de varios ensayos clínicos relacionados con el mismo tratamiento, para obtener resultados más significativos.

Los ensayos clínicos a menudo representan el punto de referencia en la medicina de precisión, porque garantizan unos resultados con un alto grado de fiabilidad. Uno de los primeros fue dirigido por el médico James Lind en 1747: administró a un grupo de marineros que padecían escorbuto diferentes sustancias ácidas, desde vinagre a sidra, naranjas y limones, obteniendo como resultado que los sujetos que habían consumido regularmente cítricos se curaban del escorbuto en seis días. De esta manera, Lind probó que el ácido ascórbico contenido en la naranja y en el limón curaba la enfermedad.

Desde entonces, hemos obtenido evidencia científica sólida de sólo unos pocos temas relativos a la correspondencia entre la dieta y el cáncer.

Han pasado más de veinte años desde que comenzó uno de los estudios de mayor envergadura jamás realizados en la historia de la medicina, que involucró a más de 500.000 personas de entre 35 y 70 años de edad, con el objetivo de evaluar la relación que existía entre la salud y la alimentación. Se trata del European Prospective Investigation into Cancer and Nutrition, comúnmente llamado «EPIC», un estudio que ha permitido relacionar la aparición de numerosas enfermedades, incluidos los tumores, con la alimentación. Los sujetos fueron seguidos durante unos 10 años. El estudio EPIC demostró, en particular, que una dieta baja en sodio y rica en potasio puede reducir la presión arterial, que la actividad física regular puede aumentar la longevidad y prevenir enfermedades que afectan al esqueleto; que la obesidad y un elevado perímetro de la cintura aumentan el riesgo de padecer tumores (como ya se ha mencionado antes) y que una dieta rica en fibra protege del carcinoma colorrectal. El hecho más importante que los médicos nunca deben olvidar y que deben mencionar, especialmente cuando se dirigen a personas jóvenes, es la posibilidad de aumentar la esperanza de vida una media de 14 años si evita fumar y tomar alcohol, y si se hace actividad física y se consumen frutas y verduras de manera regular cada día. Finalmente, el estudio EPIC evaluó la adherencia a la dieta mediterránea mediante una puntuación que considera la ingesta combinada de frutas, nueces, verduras, legumbres, cereales, lípidos, pescado, productos lácteos, carne y alcohol, observando una asociación inversa entre una mayor adherencia a la dieta mediterránea y el riesgo de padecer cáncer. La estricta adherencia al modelo de alimentación mediterránea puede, por tanto, reducir el riesgo general de cáncer, y esto subraya la importancia de este estilo de vida para la salud.

En 2015, un estudio italiano revisó los datos del EPIC sobre el cáncer de mama, y observó que el síndrome metabólico y los niveles altos de glucosa en sangre de las mujeres menopáusicas aumentan el riesgo de desarrollar este tipo de tumor. Después del EPIC, se han realizado más ensayos clínicos para determinar si la dieta mediterránea es capaz de prevenir la aparición de tumores.

En 2016, se realizó un metaanálisis para evaluar si la elección de la dieta mediterránea podría reducir la mortalidad relacionada con los tumores. Se analizaron 56 estudios clínicos (cada uno con al menos 100 pacientes), y entre ellos surgió el estudio PREDIMED («Prevención con Dieta Mediterránea»), realizado en unos 7.500 sujetos españoles, que se dividieron en tres grupos según la dieta que seguían: dieta mediterránea rica en aceite de oliva virgen extra, dieta mediterránea rica en frutos secos, dieta baja en grasas. Resultó que los sujetos de ambos grupos adheridos a la dieta mediterránea desarrollaron menos enfermedades cardiovasculares que los sujetos del grupo de control. El estudio también analizó la incidencia del cáncer de mama en alrededor de 4.300 mujeres de entre 60 y 80 años, divididas en los mismos grupos mencionados antes, lo que demuestra que seguir una dieta mediterránea conduce a un desarrollo reducido de casos de cáncer de mama. En particular, las mujeres que siguieron la dieta mediterránea rica en aceite de oliva virgen extra tenían un menor riesgo de desarrollar cáncer de mama que otros grupos. Este estudio, sin duda, permite concluir que la dieta mediterránea con el uso de aceite de oliva virgen extra representa una estrategia importante para reducir el número de mujeres que padecen cáncer de mama.

Los estudios sobre la relación de la alimentación con el cáncer de mama son numerosos; entre ellos está el estudio italiano Progetto DIANA (Diet and Androgens), en el que participaron unas 2.000 mujeres de entre 35 y 70 años de edad, que se habían sometido a una cirugía para extirpar un tumor de mama. Se trata, en este caso, de una prevención secundaria, es decir, una reducción en el riesgo de recidiva. Estas mujeres siguieron una dieta basada en los principios de la dieta mediterránea; fueron monitoreadas y estimuladas a un cambio de estilo de vida a través de sesiones de ejercicios conjuntos y clases de cocina. La adherencia a la dieta y la actividad física se evaluó mediante cuestionarios. Se evidenció que un estilo de vida basado en la dieta mediterránea es capaz de reducir el inicio de recidiva en mujeres que han padecido cáncer de mama, disminuyendo los niveles de insulina y hormonas sexuales en el torrente sanguíneo. Esto significa que a través de la alimentación somos capaces de reducir la posibilidad de volver a sufrir el tumor o, si queremos, asegurarnos de que el organismo pueda responder de manera óptima a las terapias médico-quirúrgicas para tratar la enfermedad.

Es importante subrayar que algunos estudios clínicos todavía están en curso y están tratando de relacionar ciertos cambios en los estilos de vida con una mejor respuesta a los tratamientos de quimioterapia para el cáncer de mama, a fin de identificar el estilo nutricional más adecuado durante este tratamiento.

También para los tumores de próstata y colon se han realizado ensayos clínicos en relación con los cambios en el estilo de vida, pero los resultados no siempre son fáciles de interpretar y significativos. Con respecto al cáncer de próstata, los estudios epidemiológicos han demostrado que los ácidos grasos omega-3 derivados del pescado, que reducen la producción de moléculas proinflamatorias a nivel de la próstata, pueden prevenir y ralentizar este tipo de cáncer. Por el momento, sin embargo, los estudios se basan únicamente en la evaluación de los niveles de omega-3 en sangre en pacientes con este tumor y no en la capacidad de cambiar su estado o el estado inflamatorio del organismo después de cambios nutricionales.

Además, la opinión sobre el selenio es controvertida. Gracias a sus propiedades antioxidantes, el selenio siempre ha sido considerado una molécula capaz de prevenir el cáncer de próstata. Algunos estudios han afirmado que los niveles altos de selenio en sangre o en las uñas están asociados con un bajo riesgo de desarrollar este tumor o de tener un tumor agresivo, mientras que otros estudios no han confirmado esta asociación. Así que el Endogenous Hormones, Nutritional Biomarkers and Prostate Cancer Collaborative Group, a través del análisis de 15 estudios clínicos diferentes, trató de aclarar la situación, mostrando que sólo los niveles altos de selenio en las uñas (índice de una ingesta oral durante período de tiempo muy extenso) se asocian a un menor riesgo de desarrollar el tumor. A pesar de todo, se necesitan más estudios experimentales para aclarar la asociación entre una dieta rica en selenio y el cáncer de próstata.

Con el fin de proporcionar más información sobre la asociación entre el cáncer de próstata y la alimentación, estamos a la espera de conocer los datos del estudio PrEvent (Prostate cancer-Evidence of Exercise and Nutrition Trial), que acaba de finalizar, cuyo objetivo es identificar los efectos de la actividad física y de una dieta rica en licopeno o frutas y verduras en hombres sometidos a extirpación de próstata debido a un tumor, y que fueron seguidos durante 6 meses. Pronto, los datos generados por este estudio proporcionarán información importante sobre la conveniencia de los estilos de vida correctos para la prevención de las recidivas.

En cambio, el papel del estilo de vida y, en particular, de la dieta, en el desarrollo del cáncer de colon es ahora demostrable. Se han realizado numerosos estudios clínicos para evaluar el efecto beneficioso de determinados alimentos en este tipo de cáncer, pero los resultados son controvertidos, porque es difícil evaluar la contribución de un solo alimento a la dieta en su totalidad. Por ejemplo, se han realizado estudios para evaluar el papel protector del ácido fólico, pero los resultados son contradictorios: según un estudio clínico publicado en 2007, la administración de 1.000 mg de ácido fólico, además de la dieta normal de los pacientes, no pudo prevenir la recidiva del cáncer de colon, mientras que según un estudio clínico posterior llevado a cabo en Gran Bretaña, la administración de 500 mg de ácido fólico disminuyó la incidencia de recidivas después de la cirugía inicial de extirpación del tumor. Para aclarar el problema, un metaanálisis evaluó los efectos de algunos nutrientes, incluido el ácido fólico, en las personas que sobreviven a un cáncer de colon. De acuerdo con las conclusiones de este estudio, publicado en 2016 en el *European Journal of Clinical Nutrition*, una dieta enriquecida con ácido fólico no puede prevenir la recidiva en pacientes que han sobrevivido a este tumor. Uno de los estudios clínicos que evaluó la asociación entre determinados tipos de dieta y el inicio de la recidiva del cáncer de colon incluyó a aproximadamente 650 pacientes europeos, cuyos estilos de vida se examinaron a través de cuestionarios. Los pacientes se dividieron en tres grandes grupos, de acuerdo con la dieta seguida (dieta enriquecida con calcio, dieta enriquecida con fibra, dieta mediterránea), y se monitorizaron durante 3 años. Este estudio demostró que las mujeres que seguían la dieta mediterránea estaban más protegidas contra la recidiva del cáncer de colon que las mujeres que seguían un estilo nutricional basado en el consumo de alimentos ricos en grasas y carbohidratos.

Actualmente se están realizando dos estudios: el holandés COLON (Colorectal Cancer: Longitudinal, Observational Study on Nutritional) y el noruego CRC-NORDIET (Norwegian Dietary Guidelines and Colorectal Cancer Survival). El primero analiza la relación entre los estilos de vida y el inicio de la recidiva del cáncer de colon. Se inscribieron más o menos 1.000 pacientes, a los que se les dio (en el momento de la inscripción, después de 6 meses, 2 y 5 años) cuestionarios para evaluar los estilos de vida, en especial los hábitos alimenticios. Además, se estableció un biobanco con muestras de sangre y heces de estos pacientes, que permitirán evaluar los principales marcadores tumorales y la microbiota intestinal (que trataré en capítulos posteriores), con el objetivo de relacionar los estilos de vida con estos parámetros y con el inicio de la recidiva, y para establecer nuevas estrategias terapéuticas que tengan en cuenta la importancia de los alimentos.

El estudio CRC-NORDIET, iniciado en 2017, partiendo de la consideración de que algunos alimentos (incluidos los frutos del bosque, los frutos secos y las especias) tienen un alto poder antioxidante y que la dieta mediterránea, que reduce la inflamación, aporta beneficios a los pacientes con cáncer de colon, ha desarrollado un perfil dietético a administrar durante aproximadamente 12 meses a más o menos 500 supervivientes de cáncer de colon. El perfil dietético se basa en las pautas noruegas y prevé la ingesta de un poco de sal y unos pocos azúcares refinados, al menos 500 g por día de frutas y verduras, 400 g por semana de pescado, 80 g por día de cereales integrales, 500 g por semana de carne roja y al menos 150 minutos de actividad física moderada por semana. La mitad de los pacientes inscritos seguirán este perfil dietético, mientras que la otra mitad conservará su alimentación habitual (grupo de control). Estos pacientes serán monitorizados durante 15 años, para evaluar la aparición de la enfermedad y la recidiva del tumor y para correlacionar estos parámetros con un estilo de vida correcto.

Ambos estudios, como ya se ha mencionado, todavía están en curso y, por tanto, los resultados no están disponibles, pero es conveniente realizar más investigaciones para analizar la relación entre los estilos de vida y el cáncer, a fin de comprender cómo prevenir y combatir la enfermedad a través de la alimentación, investigaciones que impliquen a sujetos obesos y no obesos para permitir la definición del riesgo metabólico de cáncer y su modificación con diferentes perfiles nutricionales.

Con respecto al cáncer colorrectal, existen datos sobre la influencia de los productos lácteos. Contienen una variedad de compuestos bioactivos que pueden ejercer efectos positivos o negativos, aportando beneficios o daños al individuo que padece cáncer. Los efectos positivos se pueden correlacionar con el contenido en calcio, lactoferrina y productos de fermentación, mientras que los efectos negativos podrían estar relacionados con la presencia del factor de crecimiento tipo insulina I (IGF-1) y con el riesgo de padecer cáncer en pacientes obesos. Los estudios epidemiológicos han demostrado que la ingesta de leche y derivados puede reducir el riesgo de cáncer colorrectal. En un reciente metaanálisis de 15 ensayos clínicos, que incluye a 900.000 sujetos y 5.200 casos de cáncer de colon, hay una reducción del 26 % en el riesgo de cáncer de colon en sujetos que toman 525 g de leche al día. Según los autores, la protección que brinda la leche se debe al contenido en calcio de los productos lácteos: la ingesta de derivados lácteos reduce el riesgo de padecer cáncer de colon en un 24 %. El mecanismo responsable del efecto protector se debería a la unión del calcio con los ácidos biliares y los ácidos grasos secundarios, lo que reduce la capacidad de este último para estimular la proliferación del epitelio colorrectal, es decir, del crecimiento de las células de la mucosa intestinal. Además, el calcio puede influir en diferentes vías intracelulares que conducen a la apoptosis (muerte celular programada) de las células cancerosas. Estos eventos, en general, reducen el riesgo de cáncer de colon en personas que toman leche, calcio y productos lácteos. Sin embargo, estos datos deben compararse con el riesgo de cáncer colorrectal en pacientes obesos: éstos, al tomar leche y derivados en grandes cantidades, pueden elevar los niveles de glucosa en sangre y los niveles de insulina y, por consiguiente, aumentar el perímetro de la cintura, el tejido adiposo visceral y el microentorno del tumor que hace que el cáncer de colon sea más agresivo y menos tratable (*véase* capítulo II).

Ésta es la razón por la que se necesitan estudios prospectivos en diferentes poblaciones de sujetos diferenciados por peso, edad, perímetro de la cintura, sometidos a regímenes dietéticos específicos y controlados con mediciones de biomarcadores.

Con respecto a la ingesta de leche y el riesgo de padecer cáncer de mama, en 2010, el Fondo Mundial para la Investigación del Cáncer afirmó que los estudios no son concluyentes. Sin embargo, del reciente análisis comparativo de 27 estudios epidemiológicos, con un total de aproximadamente 1.600.000 participantes, resultó que un alto consumo de leche, equivalente a 600 g por día, y un consumo modesto, igual a 400 g por día, están asociados a una reducción del riesgo de cáncer de mama, respectivamente, del 10 y del 6 %, en comparación con los sujetos que toman menos de 400 g de leche por día. En los subgrupos, la ingesta de yogur y derivados lácteos bajos en grasa, en particular, se asocia, al riesgo de desarrollar cáncer de mama, protegiendo al sujeto de su aparición. El mecanismo que subyace al efecto protector proviene de la composición peculiar de la leche y sus derivados, ricos en calcio y vitamina D, ambos conocidos por reducir el riesgo de cáncer de mama.

También para las mujeres con cáncer de mama, la ingesta de leche y derivados, como los alimentos con un índice glucémico alto, puede constituir en sujetos predispuestos el *primum movens* para la obesidad visceral, lo que reduce la efectividad del tratamiento; por tanto, el estilo nutricional debe normalizarse al tipo constitucional.

En el informe de 2014 del Fondo Mundial para la Investigación del Cáncer, por otro lado, se remarca que existe un posible aumento en el riesgo de cáncer de próstata para las personas que consumen una cantidad significativa de leche y lácteos, aunque los datos en la bibliografía son limitados. Sin embargo, este hallazgo fue confirmado por el estudio de 32 ensayos clínicos, que concluyen que un elevado consumo de productos lácteos, leche, leche baja en grasa, queso y calcio se asocia con un aumento del 3 % del cáncer de próstata, debido a un incremento en la concentración de IGF-1 en sangre.

En cuanto a la relación entre la ingesta de leche y sus derivados y el cáncer de vejiga, los datos de la bibliografía médica no son concluyentes y, a veces, son incluso contradictorios: el análisis comparativo de 14 estudios clínicos, con 324.241 sujetos involucrados, muestra que no existe una asociación significativa entre la ingesta de leche y el cáncer de vejiga. Otro estudio concluye que existe un riesgo reducido de cáncer de vejiga después de la ingesta de leche, más evidente en los sujetos asiáticos que en los norteamericanos, mientras que no existe una reducción del riesgo en los europeos. Ningún estudio sobre el cáncer de vejiga demuestra un efecto adverso de la leche.

Por último, hay pocos estudios sobre otros tipos de cáncer y no se ha identificado una asociación directa entre la ingesta de leche y el riesgo de padecer cáncer de ovario, cáncer de pulmón y cáncer de páncreas. Sin embargo, debe recordarse que muchos de estos estudios se han llevado a cabo mediante la evaluación a posteriori, a través de cuestionarios, de la presencia y las cantidades de leche y derivados consumidos. Por tanto, se necesitan estudios para investigar el papel de la leche en la prevención de la recurrencia del cáncer en pacientes metabólicos y no metabólicos.

Se debe realizar un discurso totalmente diferente en cuanto al uso de ciertos componentes bioactivos de la leche en pacientes con ciertos tumores. La lactoferrina, por ejemplo, tiene actividad inmunomoduladora (es capaz de regular la respuesta inmune del organismo), antiangiogénica (evita la formación de nuevos vasos sanguíneos de los cuales se alimenta un tumor) y proapoptótica (favorece la muerte celular programada). Como consecuencia, desempeña un papel importante en el microentorno del tumor, al regular el crecimiento y la diferenciación de las células e influir en la respuesta inmune. Un ensayo clínico realizado en participantes de entre 40 y 75 años de edad, con pólipos intestinales con un diámetro inferior o igual a 5 mm (es decir, lesiones pretumorales), en el que se administró lactoferrina (1,5 g o 3 g por día durante 12 meses) para inhibir su crecimiento, ha demostrado que la ingesta de 3 g de lactoferrina retrasa de manera significativa el crecimiento de pólipos.

Otro ensayo clínico con pacientes con cáncer de pulmón no microcítico metastásico o localmente avanzado (NSCLC) que recibieron lactoferrina (1,5 g dos veces al día durante 12 semanas, seguidas de 2 semanas sin administración) indica que la supervivencia del grupo tratado aumenta en un 65 % en comparación con el grupo de control, lo que demuestra la actividad antitumoral de la lactoferrina.

Los estudios de los componentes bioactivos únicos presentes en los alimentos representan una estrategia válida para aquellos que creen en los nutracéuticos, es decir, en la posibilidad de administrar compuestos derivados de alimentos, en condiciones clínicas específicas. El uso de nutracéuticos y una serie de «suplementos» en oncología, como en el caso de la lactoferrina, es hoy un fenómeno que merece ser estudiado con el mismo rigor que se aplica al estudio de nuevos fármacos, para poder manifestar su papel antitumoral tanto en la fase de prevención de la enfermedad como en la reducción de las recidivas.

Un aspecto importante en la definición de la relación entre los alimentos y el cáncer es el papel del consumo de carne roja. En 2005, la FAO (Organización de las Naciones Unidas para la Agricultura y la Alimentación) estableció que el consumo mundial promedio de carne era de 110 g por día por persona, con una variación de 10 veces entre las poblaciones de alto y bajo consumo de carne. Se estima que en los países desarrollados habrá un consumo creciente de carne, componente importante de la dieta occidental. Además, la carne roja se considera un ingrediente casi indispensable en la cocina y un producto muy valioso. Es rica en proteínas de alta calidad y nutrientes beneficiosos para la salud, como el ácido linoleico conjugado, el ácido graso poliinsaturado omega-3, el ácido α-linolénico, el retinol, una variedad de vitaminas (B6, B12, D) y minerales, que incluyen hierro, zinc y selenio.

Sin embargo, a pesar de su importancia en la dieta occidental y sus posibles beneficios para la salud, el consumo de carne roja se ha asociado con una mayor prevalencia de enfermedades, incluidas las cardiovasculares, la diabetes tipo 2 y el cáncer. Esto no ocurre con la carne blanca, que difiere de la roja debido a un reducido contenido en mioglobina y el grupo hemo ferroso.

Del análisis de 17 estudios epidemiológicos (con alrededor de 2,6 millones de individuos) realizado por el Fondo Mundial para la Investigación del Cáncer para la evaluación de la asociación entre la ingesta de carne roja y el riesgo de padecer cáncer colorrectal, emerge un aumento del 17 % del riesgo por 100 g de carne roja ingerida por día. Además, la asociación positiva de riesgo de cáncer colorrectal ha sido observada también en otros estudios, que comprenden a diferentes poblaciones: de Shanghái, de Estados Unidos y de Suecia. También se ha demostrado que existe un mayor riesgo de cáncer de vejiga, endometrio y esófago.

Además, algunos estudios han encontrado diferencias en el riesgo de aparición de tumores en relación con el procesamiento de la carne. Los métodos de procesamiento incluyen tratamientos químicos, como la adición de nitritos y nitratos, así como de condimentos, la salazón, el ahumado y el tratamiento térmico. La carne procesada químicamente conlleva un mayor riesgo neoplásico que las carnes sometidas a tratamientos naturales, como confirmó el estudio de cohorte que involucró a 85.000 mujeres noruegas. Los estudios epidemiológicos también muestran que el riesgo varía según el modo, la temperatura y el tiempo de cocción.

La multitud de variables, que incluyen, además de las que se acaban de mencionar, el tipo de carne, hace que los estudios no sean comparables. Sin embargo, la Agencia Internacional para la Investigación del Cáncer (IARC) creó en 2015 un grupo de trabajo, compuesto por 22 científicos de 10 países diferentes, para evaluar la carcinogenicidad de la carne roja y de la carne procesada. Cada subgrupo tuvo que examinar más de 800 estudios epidemiológicos realizados en muchos países del mundo, en diferentes poblaciones étnicas caracterizadas por distintos hábitos alimentarios. Al final del trabajo, el grupo de estudio clasificó la carne procesada como «carcinógena» para los humanos (Grupo 1) y la carne roja como «probablemente carcinogénica» para los humanos (Grupo 2A) en relación con el cáncer de colon-recto. Los mecanismos carcinogénicos incluyen la formación de aminas heterocíclicas aromáticas (HAA), hidrocarburos aromáticos policíclicos (HAP), compuesto N-nitroso (NOC) y productos de oxidación de lípidos. La HAA, generada al calentar la carne a altas temperaturas, y la HAP, producida por ahumar o asar la carne, son sustancias tóxicas para el organismo y causan daños en el ADN. El nitrito, utilizado en el sector alimentario para la conservación de la carne, favorece la formación de NOC a altas temperaturas gracias al grupo hemo ferroso (la carne blanca, que, como se mencionó, tiene mucho menos hemo, no genera NOC). El NOC es un carcinógeno: potencia el proceso de carcinogénesis al alterar el ADN e iniciar una serie de mutaciones. Por último, el procesamiento térmico de la carne genera los productos de oxidación de las proteínas y los lípidos, lo que resulta en la producción de radicales libres de oxígeno y daños en el ADN.

La ingesta de grandes cantidades de carne roja procesada aumenta el riesgo de padecer cáncer colorrectal; el riesgo puede no estar asociado a un evento causal único, sino a la combinación de diferentes compuestos carcinogénicos que actúan en distintos momentos en el proceso de carcinogénesis, determinando en última instancia el desarrollo del tumor.

Un tema que se ha tornado extremadamente interesante en el último período, desde un punto de vista nutricional, es el papel del aceite de palma. Si bien una parte importante del capítulo sobre la interacción entre alimentos y ADN se dedicará al aceite de oliva virgen extra debido a los numerosos estudios sobre el tema, aquí propongo una descripción científica del aceite de palma y algunas consideraciones sobre su relación con la salud. El primer rastro del uso de aceite de palma por el hombre se remonta a hace 5.000 años: en Egipto se usaba para el proceso de momificación. Más tarde se extendió a África occidental y central, para luego ser exportado a Europa, donde encontró aplicación en las industrias manufactureras y artesanales. Sólo en el siglo XIX, el uso de este aceite en la industria alimentaria se hizo significativo, gracias a sus propiedades físicas y químicas, su biodisponibilidad y su característico sabor neutro. Hasta la fecha, es uno de los aceites vegetales más utilizados en la industria alimentaria.

El aceite de palma se extrae de los frutos de la palma aceitera. A temperatura ambiente es sólido, como la mantequilla y otras grasas animales. Contiene alrededor de un 50 % de grasas saturadas, en particular ácido palmítico, un 39 % de ácido oleico monoinsaturado y un 10 % de ácido linoleico, uno de los ácidos grasos poliinsaturados omega-6. El aceite de palma crudo, que no ha sido refinado, es anaranjado porque es rico en beta-carotenoides, precursores de la vitamina A y poderosos antioxidantes. Los carotenoides se pierden casi por completo durante el refinado, lo que da lugar a un aceite de color claro. El aceite de palma también contiene tocoferoles y tocotrienoles (vitamina E), que desempeñan un papel protector contra el estrés oxidativo celular.

El aceite de palmiste, por otro lado, se extrae de las semillas de la palma. Es de color amarillo y contiene una alta cantidad, hasta un 80 %, de ácidos grasos saturados, bajas concentraciones de ácidos grasos monoinsaturados y bajos niveles de ácidos grasos poliinsaturados.

El interés de la industria alimentaria por el aceite de palma se deriva de su costo, que es muy bajo gracias a la facilidad de manejo de las plantaciones de palmeras y a la considerable cantidad de fruta disponible (la pulpa representa el 90 %), así como a su consistencia sólida, debido a la presencia de ácidos grasos saturados, proporcional a su estabilidad: esto parece garantizar un largo período de conservación, que hace que se enrancie con lentitud y que el almidón cristalice poco a poco. Las alternativas al aceite de palma son las grasas animales saturadas (mantequilla, manteca de cerdo, que tienen efectos adversos para la salud debido al incremento sérico del colesterol LDL), las grasas vegetales sólidas (mantequilla de coco, más cara que el aceite de palma), y otros aceites vegetales (aceite de oliva, aceite de girasol, aceite de cacahuete).

Hasta la fecha, las implicaciones del uso de aceite de palma en el riesgo de desarrollar tumores han sido poco investigadas por la comunidad científica y, por tanto, faltan ensayos clínicos, datos experimentales y epidemiológicos para el estudio de sus efectos. Sin embargo, la evidencia indirecta disponible indica que los consumidores de aceite de palma no muestran una alteración significativa en términos de riesgo o protección contra el cáncer. Por tanto, en ausencia de evidencia directa o indirecta sobre el riesgo de enfermedad cardiovascular y otras patologías, los efectos del consumo de aceite de palma en la salud deben considerarse similares a los de otros aceites o grasas sólidas ricas en ácidos grasos saturados. Sin embargo, debe respetarse el límite del 10 % de aportación de energía derivada de las grasas saturadas, según lo sugerido por las directrices nacionales e internacionales, en una dieta equilibrada. Dentro de este límite no hay ningún efecto negativo en la ingesta de alimentos que contienen aceite de palma.

Sin embargo, son indispensables estudios clínicos sobre el tema que relacionen en particular la extensión y duración del uso del aceite de palma en la dieta y el inicio y/o la prevención de recidiva tumoral. También se necesitan estudios para evaluar el papel de los cambios que el aceite de palma experimenta durante los procesos de refinación industrial y cuando se utiliza para el almacenamiento de alimentos, con una observación cuidadosa de sus efectos en relación con el tipo de alimento en el que se encuentra contenido.

La estrategia más razonable, como siempre, es variar las fuentes de alimentación, evitando la ingesta continua de determinados nutrientes. Sin embargo, es necesario evitar demonizar o llamar a las «cruzadas», no siempre respaldadas por evidencia científica suficiente, en especial si uno observa el problema en su totalidad y no sólo en los detalles. A nivel personal, creo que un sujeto metabólico que consumiera galletas con un alto contenido en carbohidratos difícilmente mejoraría su salud si se escribiera en el paquete la frase «sin aceite de palma».

VI

LAS BACTERIAS ENTRE LOS ALIMENTOS Y NOSOTROS

La microbiota y la ecología intestinal

El tracto digestivo, que incluye el estómago y el intestino, representa una de las interfaces más importantes de nuestro organismo con los estímulos provenientes del entorno que nos rodea. ¡Basta considerar que se estima que alrededor de 60 toneladas de alimentos pasan por el tracto gastrointestinal a lo largo de una vida promedio! No sólo los alimentos, sino también muchos microorganismos, como las bacterias, entran en contacto con el intestino desde el exterior. Todos estos microorganismos que colonizan el intestino se denominan «microbiota».

¡La microbiota intestinal consiste en un número tan grande de microorganismos que se estima que incluso puede alcanzar un peso de 2 kg! Por esta razón, y debido a su fuerte impacto en el bienestar del organismo, la microbiota a menudo se considera un «órgano» oculto. De hecho, es esencial para el desarrollo del intestino, para su buen funcionamiento y para la protección contra la aparición de ciertas enfermedades, como veremos más adelante.

Hoy en día está claro que la microbiota intestinal evoluciona con nosotros, y que los cambios en la composición de su población de bacterias pueden tener enormes consecuencias para nuestra salud, tanto en términos de beneficios como de daños.

Las bacterias comienzan a colonizar el intestino inmediatamente después del nacimiento del feto. De hecho, el bebé nace con un intestino estéril, donde las bacterias no están presentes o lo están a niveles muy bajos. Tras el parto, el tracto gastrointestinal se llena con rapidez. Se ha estimado que alrededor del 72 % de la microbiota que se encuentra en las heces de los recién nacidos por partos naturales es similar a la que se halla en las heces de las puérperas, ya que las bacterias vaginales de la madre se transmiten al niño. Por el contrario, los recién nacidos que han nacido por cesárea tienen una microbiota intestinal que sólo es un 41 % similar a la microbiota fecal de la madre: en el intestino del niño se encuentran tipos de bacterias que por lo general están presentes en la piel de la madre. Como veremos, no sólo el tipo de parto, sino también el modo de amamantar y el uso de tratamientos con antibióticos pueden causar cambios en la composición de la microbiota intestinal del recién nacido. Sin embargo, la flora bacteriana intestinal del bebé presenta menos complejidad que la de un individuo adulto.

El perfil de los microorganismos es único y específico para cada niño. Durante los primeros años de vida se produce un aumento progresivo en la cantidad y los tipos de bacterias que colonizan el intestino. Las poblaciones bacterianas continúan creciendo y cambiando hasta los dos años y medio de edad, cuando la composición de la microbiota intestinal del bebé se vuelve similar a la de un individuo adulto.

En la edad adulta, el tipo y la cantidad de bacterias que colonizan el intestino permanecen relativamente estables, aunque sean susceptibles a cambios debidos a condiciones patológicas, variaciones en la dieta y terapias farmacológicas (antibióticos, medicamentos antiácidos e inmunosupresores).

Hacia los 65 años, la microbiota intestinal comienza a sufrir transformaciones; después, continúa cambiando en relación con la edad. Individuos centenarios presentan una flora bacteriana intestinal diferente a la de las personas ancianas. Esto se debe sobre todo a los cambios en los estilos de vida y, en particular, a la alimentación; de hecho, la vejez suele ir acompañada de una reducción en la cantidad y variedad de alimentos ricos en fibra, lo que conduce a una disminución en la variedad de microorganismos intestinales. La variabilidad adicional se debe al tipo de vivienda: las personas que residen en sus propios hogares tienen una flora intestinal diferente de las que viven en una residencia para ancianos. Sin embargo, aunque no siempre se asocia significativamente a la edad cronológica, una reducción en la variedad de la microbiota se acompaña de un aumento de la fragilidad, entendida como una mayor predisposición a padecer diferentes patologías.

En los últimos años, muchos descubrimientos nos han permitido profundizar en la relación entre las bacterias y nuestro organismo, prestando especial atención a la posible participación de estos microorganismos en la predisposición a diferentes patologías. La microbiota intestinal no sólo es capaz de determinar un efecto «trófico» en el intestino, lo que favorece el crecimiento de las vellosidades intestinales, sino que también desempeña un papel en el desarrollo del sistema inmunitario humano, es decir, contribuye de manera positiva a todos los mecanismos de defensa que ponemos en marcha para protegernos de las enfermedades.

La flora bacteriana intestinal compuesta de bacterias comensales que podemos definir como «buenas» permite al sistema inmunitario desarrollar cierto grado de tolerancia hacia diversos microorganismos «malos», reduciendo las respuestas alérgicas e inflamatorias. Sabemos que el ataque de microorganismos patógenos por lo general conduce al desarrollo de fuertes reacciones inflamatorias, que no sólo causan molestias intestinales, sino que también pueden afectar a todo el organismo y comprometer el estado de salud. En cambio, la presencia de bacterias «buenas» permite una reducción de este proceso inflamatorio, lo que limita el daño al intestino y, en consecuencia, evita que se propaguen a todo el organismo.

Datos aún más interesantes se refieren a la relación entre las bacterias intestinales y el metabolismo, es decir, cómo estos microorganismos son capaces de crear, modificar y ajustar la energía que ingerimos a través de los alimentos y ayudar a preservarla. De hecho, se ve que los microorganismos del tracto gastrointestinal están involucrados en una serie de reacciones metabólicas que favorecen el bienestar del intestino y, por extensión, de todo el organismo. Por ejemplo, las bacterias intestinales contribuyen a la fermentación de los alimentos ricos en fibra no digerible, como los alimentos con un alto contenido de almidón (como el pan, la pasta y los productos horneados). Las bacterias intervienen en el proceso de digestión de la fibra, lo que hace que el contenido de energía esté disponible.

Pero la microbiota puede verse influida por muchos otros aspectos relacionados con nuestra dieta y, como en una especie de circuito, a su vez puede afectar a la forma en que funciona nuestro metabolismo.

Se han realizado varios estudios sobre la estrecha relación que existe, ya desde una edad temprana, entre la microbiota intestinal y el metabolismo. De hecho, la microbiota, como ya hemos visto, comienza a formarse inmediatamente después del nacimiento, y el tipo de nacimiento puede modificarla de manera considerable. Después del modo en que se nace, es el alimento que se toma durante los primeros meses de vida lo que puede influir en gran medida en el tipo de microorganismos presentes en el intestino; los bebés amamantados tienen una microbiota intestinal por completo diferente en comparación con los que son alimentados con leche maternizada.

En mi opinión, es muy importante comprender los diferentes efectos que la leche materna y la leche maternizada ejercen en el desarrollo de los microorganismos intestinales, especialmente frente a la tendencia creciente de que cada vez más madres prefieren dar el biberón a sus hijos, incluso cuando la lactancia materna es posible. Más allá de los efectos nutricionales y de lo que puede ser la demanda fisiológica del niño, la leche materna contiene varios compuestos bioactivos que no están presentes en la leche maternizada. Estos compuestos bioactivos desempeñan un papel muy importante en la digestión y en la absorción de los nutrientes, en la protección inmunológica y en la defensa contra los patógenos. De hecho, algunos azúcares presentes sólo en la leche materna son el alimento para los microorganismos que se encuentran en el colon del niño, en particular para las bacterias del tipo *Bifidobacterium*. Como consecuencia, este tipo de microorganismo está mucho más presente en el intestino de los bebés alimentados con leche materna que en los niños alimentados con leche maternizada. Específicamente, estas bacterias ayudan al proceso de fermentación de los oligosacáridos, azúcares que se encuentran en diferentes tipos de alimentos y que sirven para mejorar la salud; de hecho, modulan el sistema inmunitario del huésped mediante la estimulación de la producción de anticuerpos, algo extremadamente útil para contrarrestar la aparición de ciertas enfermedades y reacciones alérgicas.

La dieta sigue siendo uno de los factores más importantes para determinar la composición de la microbiota intestinal incluso en la vida adulta. En general, una dieta en la que las frutas, las verduras y los alimentos con un alto contenido en fibra están presentes en grandes cantidades no sólo produce más bacterias en el intestino, sino que también asegura que sean muy diferentes entre sí. Como ya hemos visto, la abundancia y la amplia variedad de bacterias son beneficiosas para los humanos, en términos de digestibilidad y disponibilidad de nutrientes. Pero no sólo eso: la microbiota intestinal participa en la transformación de una gran variedad de sustancias derivadas de las plantas que, aunque no tiene un papel nutritivo, tiene un lugar destacado en nuestro organismo. Por ejemplo, los flavonoides que se pueden encontrar en algunas verduras (brócoli, hinojo, espinacas), en algunas frutas (naranjas, bayas) o en algunas bebidas (vino tinto, té verde) generalmente son moléculas inactivas cuando las ingerimos. Es necesario que la microbiota intestinal las transforme en compuestos activos para que puedan llevar a cabo su acción beneficiosa como antioxidantes, útiles para la prevención de ciertas enfermedades como el cáncer y la osteoporosis.

Durante nuestra vida, la microbiota intestinal sufre modificaciones continuas que pueden reflejar cambios tanto geográficos como estacionales. Sin embargo, en un examen más detenido, estos cambios están relacionados con cambios en la dieta. Consideremos, por ejemplo, los hutteristas, una comunidad anabaptista desarrollada en Moravia (República Checa) en el siglo XVII y hoy presente principalmente en Estados Unidos y Canadá, donde está organizada en pequeñas colonias rurales que giran alrededor de una granja y tienen como objetivo la autosuficiencia completa (cultivan la tierra, crían animales y elaboran su propia artesanía). Los hutteritas tienen una composición del todo diferente de la microbiota intestinal en verano e invierno. Esto se debe a la variación de la dieta: mientras que en invierno se basa principalmente en el consumo de carne, durante el verano se compone de alimentos frescos, como frutas y verduras, carbohidratos y alimentos ricos en fibra.

Los niños nacidos en comunidades rurales africanas tienen una microbiota intestinal que difiere de la de los niños europeos debido a su composición y a la abundancia de algunos tipos de bacterias. También en este caso, la diferencia observada no hace más que reflejar un tipo diferente de dieta. En los niños europeos, cuya dieta está compuesta principalmente por alimentos que contienen carbohidratos (azúcares y almidones) y proteínas animales, el porcentaje de algunas bacterias se reduce más o menos a la mitad en comparación con el de los niños africanos, que se alimentan principalmente de vegetales y otros alimentos ricos en fibra. La disminución en el número de estas bacterias también se observa en individuos adultos sanos que consumen grandes cantidades de carbohidratos y azúcares simples. Entre los microorganismos que se encuentran en cantidades más pequeñas después de la ingesta de grandes cantidades de azúcares, hay algunos que desempeñan un papel fundamental para contrarrestar la inflamación. Por tanto, seguir una dieta variada y equilibrada, en la que las frutas y las verduras se encuentran entre los alimentos principales, ayuda a detener ciertos procesos inflamatorios.

Hasta ahora hemos visto cómo mantener una buena cantidad y variedad de bacterias intestinales tiene una importancia fundamental para el bienestar de todo el cuerpo, ya que estos microorganismos son útiles para mantener la integridad de la mucosa intestinal, proporcionar nutrientes y ayudar a proteger el organismo de los agentes patógenos.

¿Pero qué ocurre si la microbiota intestinal sufre grandes cambios? Existe el riesgo de pasar por una condición de «disbiosis intestinal». El término indica una serie de alteraciones en la fisiología de la población bacteriana del intestino, alteraciones que a menudo resultan en la aparición de enfermedades.

Se sabe que existe un vínculo entre las alteraciones de la microbiota intestinal y las enfermedades crónicas del tracto gastrointestinal, como la enfermedad de Crohn y la colitis ulcerosa o el cáncer de colon. Además, se ha demostrado que la disbiosis intestinal también se puede relacionar con la obesidad y con la aparición de la diabetes tipo 2, dos parámetros a menudo considerados en el diagnóstico de síndrome metabólico.

La aparición de trastornos caracterizados por dolor abdominal y alteración de la función intestinal se ha asociado recientemente a cambios en la microbiota intestinal. De hecho, el desequilibrio entre los tipos de bacterias, en detrimento de las «buenas», facilita la adhesión de bacterias patógenas a las paredes del tracto intestinal.

Muy a menudo, la relación entre la disbiosis intestinal y la aparición de enfermedades no está tan clara, ya que el desarrollo de una patología puede verse favorecido por la intervención de otros factores. Ejemplos de estas patologías son la enfermedad de Crohn y la colitis ulcerosa, dos patologías complejas caracterizadas por la inflamación crónica del intestino, a cuya aparición, además de las alteraciones de la microbiota intestinal, también contribuyen factores genéticos. De hecho, la inflamación intestinal se ha asociado por lo general a una reducción en la variedad bacteriana, y algunos microorganismos intestinales parecen jugar un papel esencial en el desarrollo de lesiones de la mucosa intestinal. Seguirán siendo necesarios más estudios para entender cómo la composición de la microbiota interactúa con el organismo huésped para inducir enfermedades. Esto permitirá, entonces, desarrollar estrategias terapéuticas dirigidas y efectivas.

En 2010, Mirco Petruzzelli, investigador de mi laboratorio, y yo acuñamos el término «ecología intestinal del síndrome metabólico», en referencia a los datos científicos según los cuales la flora bacteriana intestinal puede guiar la patogénesis de la obesidad y del síndrome metabólico.

Ya hemos visto que la obesidad y la diabetes mellitus tipo 2 son el resultado de una combinación variable de factores genéticos y ambientales, como la excesiva introducción de energía y la reducción de la actividad física. Sin embargo, seguramente habrás notado cómo las personas sometidas al mismo tipo de estrés responden, desde el punto de vista nutricional, de una forma por completo diferente, a veces diametralmente opuesta. Por ejemplo, frente al consumo regular de alimentos ricos en carbohidratos, algunos individuos tienen menos probabilidades de aumentar de peso y desarrollar hiperglucemia que otros. Una posible explicación de esta diferencia se relaciona con el papel desempeñado por la microbiota en el metabolismo energético. De hecho, las diferencias en la población de microbiota intestinal pueden llevar a diferencias en el metabolismo de algunos alimentos y en la energía que obtienen de ellos. En un estudio reciente se observó que los individuos obesos presentan una composición de la microbiota intestinal diferente de la de un individuo de tamaño normal, con una reducción del 50 % de las bacterias pertenecientes a la especie *Bacteroidetes* y un aumento concomitante de las bacterias *Firmicutes*. Esto suele asociarse a un aumento en la captación de glucosa intestinal y, por tanto, a una mayor cantidad de energía derivada de alimentos metabolizados por bacterias y no digeribles para los humanos. Esto conduce a un aumento en la cantidad de glucosa e insulina en el torrente sanguíneo. Los altos niveles de azúcar en sangre y la insulinemia potencian el inicio de procesos de lipogénesis, es decir, de generación de grasa que, vertida en el torrente sanguíneo, puede depositarse en todo el organismo, lo que contribuye a la perpetuación de la enfermedad.

Además de los efectos que se acaban de describir, la disbiosis intestinal puede causar la producción de sustancias peligrosas para los seres humanos y que están involucradas en la patogénesis del tumor. Por ejemplo, se ha demostrado que una dieta con un consumo excesivo de carne puede conducir al desarrollo del cáncer de colon. Las bacterias pueden degradar las proteínas presentes en la carne causando la formación de amoníaco, fenoles e indoles, cuyas altas concentraciones pueden favorecer la aparición del tumor.

Las modificaciones de los microorganismos normalmente presentes en el intestino conducen a la producción de moléculas que pueden causar inflamación en el intestino y la consecuente alteración de la barrera intestinal. En condiciones de integridad, esta barrera puede evitar que las bacterias intestinales pasen al torrente sanguíneo, al tiempo que permite el paso de los nutrientes; y viceversa, si se altera la barrera, porque algunas bacterias pueden migrar del intestino al hígado, creando una inflamación que, a la larga, puede causar daño hepático y contribuir a la aparición del cáncer.

Este campo de la ciencia está creciendo en gran medida y representa el futuro del conocimiento sobre las relaciones entre los nutrientes, los intestinos y los organismos. Personalmente, siempre me ha atraído la hipótesis de que los cambios metabólicos en un órgano pueden causar enfermedades en otro órgano: después de todo, nuestro organismo es una unidad. La subdivisión en superespecializaciones de los últimos años ha inhibido el desarrollo de la visión única y holística en la medicina.

La ciencia y los últimos descubrimientos nos llevan a la idea de que para comprender la patología de un órgano debemos considerar todo el organismo. Pensemos que el tumor que afecta a dos personas, que parece idéntico bajo el microscopio en términos de forma y que tiene las mismas mutaciones genéticas, en una persona crece lentamente y en la otra de manera muy rápida.

En este libro ya hemos subrayado las numerosas razones de esta diversidad metabólica, y la microbiota intestinal puede ser una de ellas por su capacidad para modular la relación con los alimentos y la inflamación. Los modelos de laboratorio predispuestos y mutados por la inducción de cáncer de hígado y colon con la misma dieta pueden protegerse totalmente de la formación de cáncer en relación con la presencia y el tipo de bacterias intestinales. El futuro aclarará mejor si la combinación de alimentos y bacterias puede cambiar nuestro riesgo metabólico y tumoral.

El sueño es modificar nuestra dieta y estilo de vida, pero también la composición de la microbiota con un trasplante fecal a nivel personal, un procedimiento al que se dedica el próximo capítulo, para estar preparados para superar los desafíos de la calidad de vida y la longevidad.

Si bien estos descubrimientos convincentes revelan nuevos escenarios en la susceptibilidad individual a la enfermedad, la búsqueda de moléculas que puedan ayudarnos a manejar el dismetabolismo va de la mano con la necesidad de admitir que combatir la obesidad y el síndrome metabólico no será tan fácil como tragarse una píldora. De hecho, la modificación de los hábitos de vida sigue siendo la estrategia más importante para combatir las enfermedades metabólicas, tanto a nivel individual como comunitario. Ahora sabemos que es imperativo controlar los alimentos que tomamos también por las bacterias que aportan a nuestro intestino.

VII

PREBIÓTICOS, PROBIÓTICOS Y TRASPLANTE DE MICROBIOTA

Cambiar las bacterias para cambiar la relación con los alimentos

¿Cómo puede la composición de la microbiota intestinal interactuar con el organismo humano y conducir al desarrollo de ciertas enfermedades? Comprender estos mecanismos tiene una importancia fundamental para desarrollar estrategias terapéuticas más efectivas para la prevención y el tratamiento de enfermedades.

Hoy sabemos que la modificación de la microbiota intestinal puede utilizarse como terapia para algunos trastornos gastrointestinales. Para modular y restaurar la microbiota intestinal, para contrarrestar el inicio de ciertas patologías inflamatorias, a menudo recurrimos al uso de prebióticos, probióticos, posbióticos o trasplantes fecales.

Los prebióticos y los probióticos han adquirido una creciente popularidad en los últimos tiempos. Los primeros son compuestos que promueven el crecimiento de bacterias comensales «buenas», mejoran la salud del tracto gastrointestinal, contribuyendo también a la síntesis de algunas vitaminas, como la vitamina K, importante para la coagulación de la sangre. Los prebióticos también se encuentran en muchos alimentos y son prácticamente carbohidratos y fibras solubles en agua y no digeribles por nuestro organismo y, por tanto, se pueden usar como sustento de las bacterias intestinales. Por ejemplo, los prebióticos están presentes en grandes cantidades en cereales con un índice glucémico bajo, como el trigo y la avena, en frutas como los plátanos, las manzanas y los kiwis, en leguminosas como los frijoles y en vegetales como los espárragos, la achicoria y las alcachofas. Los probióticos, por otro lado, son microorganismos vivos que pueden tomarse por vía oral para restaurar la microbiota intestinal, aunque sea de un modo parcial y temporal, y también están presentes en diferentes alimentos, como los alimentos fermentados, el yogur, el queso fermentado, el kéfir o la chucrut, derivado de la col.

El tipo de bacteria que se encuentra en los probióticos que se pueden comprar en las farmacias es muy importante, ya que se ha observado que no todas las bacterias son igual de poderosas, y que con mucha frecuencia su acción está mediada por interacciones no sólo con el sistema inmunológico del organismo, ¡sino también con el complejo ecosistema de la microbiota del individuo! Por tanto, sería útil para cada uno de nosotros tener un tipo de perfil de su microbiota, que es un tipo de tarjeta de identidad de las bacterias presentes en el intestino, para seguir terapias de probióticos personalizadas que puedan modificar específicamente la microbiota, y así obtener efectos beneficiosos para todo el organismo.

Hasta ahora, la ingesta de probióticos orales ha producido resultados prometedores para el tratamiento de patologías como las enfermedades intestinales crónicas. Sin embargo, muchos investigadores señalan que las dosis estándar de probióticos que se toman por vía oral no son suficientes para proporcionar la cantidad de bacterias necesarias para cambiar la población de microorganismos del colon. Por el contrario, creen que los beneficios se deben a otras características de las bacterias capaces de influir en el sistema inmunitario humano, contrarrestando así el desarrollo de las patologías mencionadas con anterioridad. La capacidad de los probióticos para colonizar nuestros intestinos es mínima y requiere una ingesta diaria de múltiples cepas durante largos períodos de tiempo (más de 20 días). Además, tras la suspensión, en pocos días las cepas asumidas ya no forman parte integral de nuestra microbiota.

Hoy en día, gracias a la opinión única por parte de la comunidad científica sobre la utilización de estrategias basadas en microorganismos para el tratamiento de ciertas patologías inflamatorias, se está experimentando con el trasplante fecal. Considerado un tipo de trasplante de órganos, consiste en infundir el tracto intestinal del paciente con material fecal tomado de un donante sano, y se realiza básicamente durante una colonoscopia.

El propósito de este procedimiento es reemplazar la población bacteriana intestinal alterada de un individuo enfermo con una comunidad de microorganismos funcionales. De esta manera se puede lograr la restauración completa de las funciones normales de la microbiota intestinal; de hecho, en el trasplante fecal se utiliza toda la comunidad de microorganismos, a diferencia del tratamiento con probióticos, en el que sólo se emplean algunas especies bacterianas.

Utilizado por primera vez como terapia en 1958 para el tratamiento de la colitis seudomembranosa, hoy en día el trasplante fecal se ha hecho cada vez más importante en el campo médico por su efectividad en el tratamiento de las infecciones por *Clostridium difficile*, donde las terapias estándar han fallado en repetidas ocasiones.

Clostridium difficile es una bacteria patógena que infecta el colon de individuos vulnerables. A menudo, esta vulnerabilidad se debe al uso de antibióticos que conducen a la supresión de la microbiota intestinal. Una vez que alcanza el colon, *Clos-*

tridium difficile libera toxinas que causan inflamación y conducen a síntomas diarreicos debilitantes. Paradójicamente, una de las terapias más utilizadas para detener la infección de esta bacteria se basa en la administración de antibióticos que, aunque sirven para erradicarla, conducen a la supresión progresiva de la microbiota intestinal, favoreciendo así la posibilidad de recaída. Se estima que, después del tratamiento con antibióticos, uno de cada tres pacientes experimentará formas recurrentes de infección por *Clostridium difficile*, que no se puede bloquear con ningún tratamiento antibiótico específico. Por tanto, en casos severos, se usa la extirpación quirúrgica del tracto del colon enfermo; este procedimiento, sin embargo, va acompañado de un alto riesgo de mortalidad.

El trasplante fecal, gracias a su capacidad para normalizar la composición y la funcionalidad de los microorganismos intestinales, es hoy en día la práctica más comúnmente utilizada en el tratamiento de las formas recurrentes de infección por *Clostridium difficile*, con elevados índices de éxito: sólo hay que pensar que un estudio realizado en el Hospital Universitario Gemelli de Roma ha demostrado que el trasplante fecal ha curado definitivamente al 90 % de los pacientes, en comparación con el 26 % de los sujetos tratados con antibióticos.

Los resultados obtenidos con el trasplante fecal son muy prometedores, en especial en el contexto de la resistencia a los antibióticos, que hoy en día es cada vez más alarmante. Durante los siglos XIX y XX, para el tratamiento de pacientes que sufren enfermedades causadas por microorganismos patógenos se ha hecho un amplio uso de los antibióticos, sin tener en cuenta sus efectos secundarios, tales como la muerte de las bacterias «buenas» presentes en nuestro organismo de manera natural. Desde el principio, sin embargo, surgió el problema de la resistencia a los antibióticos, que es el fenómeno por el cual una bacteria se hace resistente a la actividad de un medicamento antimicrobiano específico. En un principio, se llevaron a cabo intentos para detener este problema mediante el uso de una nueva generación de antibióticos de amplio espectro, capaces de afectar a todos los tipos de bacterias sin distinción. Sin embargo, en algunos casos, estos fármacos también parecen que ya no son óptimos para el tratamiento de ciertas enfermedades.

Por esta razón, nos centramos en el papel protector de la microbiota intestinal, dada su capacidad para resistir un amplio repertorio de bacterias «malas» y, por tanto, oponerse a la aparición de ciertas enfermedades. En este sentido, implementar estrategias como el trasplante fecal, destinadas a modificar la microbiota intestinal puede ser una herramienta válida para contrarrestar el desarrollo de ciertas enfermedades.

En los últimos años, las investigaciones han revelado la importancia de la variabilidad entre los individuos en la composición de la microbiota intestinal, no sólo para favorecer la salud, sino también para causar enfermedades. La complejidad de la interacción entre la microbiota intestinal y el organismo humano aún no se ha comprendido completamente, ya que esta interacción puede estar condicionada por múltiples variables, como factores genéticos, metabolismo, ambiente externo y el tipo de microorganismos presentes.

Continuar estudiando la relación que existe entre las bacterias y los seres humanos nos permitirá identificar objetivos potenciales para el tratamiento de ciertas enfermedades. Además, permitirá responder algunas preguntas: ¿la modificación de la microbiota ayudará a prevenir la aparición de ciertas enfermedades?, ¿qué microorganismos es preferible usar para tratar una enfermedad de manera efectiva?, ¿se necesitan cambios específicos y apropiados en la microbiota según el tipo de patología que se desea tratar o es suficiente un cambio generalizado?

A algunas de estas preguntas ya podemos darles una respuesta, aunque no sea completa. Por ejemplo, sabemos que las propiedades óptimas de la microbiota desde el punto de vista terapéutico pueden variar según diferentes condiciones. De hecho, existe la posibilidad de que la microbiota intestinal utilizada en el tratamiento de la anorexia nerviosa pueda tener efectos perjudiciales para el tratamiento de la obesidad, y viceversa. Sólo por medio de un estudio en profundidad será posible formular una terapia personalizada basada en el análisis de la microbiota de un solo individuo.

Sin lugar a dudas, modificar la microbiota es una estrategia poderosa para mejorar la salud del ser humano. Este hallazgo nos ha permitido investigar la posibilidad de que esta estrategia terapéutica también sea útil en el tratamiento de problemas metabólicos, en el caso de patologías inmunes y en el desarrollo del sistema nervioso. Sin embargo, antes de que tales enfoques ofrezcan un beneficio real en términos de tratamientos para diversas enfermedades, aún quedan por aclarar muchos aspectos. De hecho, aunque la disbiosis intestinal se ha relacionado con trastornos metabólicos, no está dicho que la «normalización» de la microbiota intestinal confiere mejoras desde el punto de vista clínico, en especial si la enfermedad ya está establecida.

En el capítulo anterior señalamos cómo el tipo de microbiota puede caracterizar la capacidad de absorber o usar la energía de los alimentos. Los datos autorizados confirman que los alimentos pueden cambiar nuestras bacterias y que éstas pueden modificar la capacidad de los alimentos para inducir energía o acumularla en forma de grasa.

Notable es la capacidad de las bacterias para transformar los nutrientes y modificar el suministro de productos intermedios, vitaminas y moléculas inflamatorias al organismo, lo que puede hacer que los tumores del tracto gastrointestinal sean más agresivos.

El sueño del futuro es poder identificar la composición de la microbiota más adecuada para ese sujeto con esas características clínicas específicas, poder recuperar la microbiota adecuada de un «banco» que almacene heces de donantes, estudiado en términos de tipo y calidad de bacterias, y poder preparar fármacos en forma de pastillas capaces de ser ingeridas y de liberar bacterias en el intestino. Luego, éstas colonizarán el intestino para permitir que cada alimento tenga un efecto individual y modifique el organismo con signos positivos de reducción del riesgo general de ser obesos y/o contraer tumores.

Con enorme pasión y esperanza, concluyo este capítulo haciendo mía la famosa frase: «A la posteridad, la ardua sentencia».

VIII

EL ADN HUMANO

De los genes recibidos por los padres al papel del medioambiente y los nutrientes

Ahora se sabe que todas las células de nuestro organismo contienen información genética en una molécula llamada ADN. El ADN, descubierto a principios de 1869 por el médico Johann Friedrich Miescher, está constituido por una interminable hilera de millones y millones de nucleótidos, que forman los «ladrillos» de esta molécula fascinante. Hasta la década de 1950 James Watson y Francis Crick no comenzaron sus estudios para aclarar la estructura del ADN, y finalmente revelaron el misterio de su doble hélice en 1953 en un artículo publicado en la revista *Nature*. Ésta fue sólo la etapa más importante de una larga serie de descubrimientos que los llevó en 1962 a conseguir el premio Nobel de Medicina.

Los dos científicos también participaron en uno de los proyectos de investigación más importantes de la historia de la ciencia, el Proyecto del Genoma Humano, cuyo objetivo era identificar la secuencia del ADN humano, o caracterizar la sucesión de los nucleótidos que lo constituyen. El Proyecto del Genoma Humano comenzó en 1990 y terminó en 2005. Las altas expectativas en la investigación incluyeron la revelación del «misterio sagrado de la biología» y la respuesta a las enfermedades genéticas y al envejecimiento. El 26 de junio de 2000, los científicos a cargo del proyecto, junto con el presidente estadounidense Bill Clinton y el primer ministro británico Tony Blair, anunciaron al mundo que el borrador del genoma humano estaba listo. En abril de 2003, con dos años de anticipación y gracias a un trabajo agotador, la secuencia de ADN se dio a conocer finalmente. El premio Nobel italiano, el profesor Renato Dulbecco, dirigió uno de los equipos más importantes del proyecto y coordinó algunas de las publicaciones y comunicaciones sobre el tema.

Han sido necesarios trece años para secuenciar toda la molécula de ADN y descubrir que la especie humana contiene sólo 23.000 genes (parte codificante de una proteína con cierta función celular) y no cientos de miles, como se esperaba, ya que los genes representan sólo 3 % de la secuencia completa, mientras que la parte restante, definida como «ADN basura», no parece tener una función biológica específica y, sobre todo, el 50 % de los genes humanos también está presente en otros organismos, incluidos el gusano y la mosca de la fruta. La conclusión fue que el genoma humano es tan complejo y especial como el de cualquier otro organismo, incluso el menos sofisticado. Estos resultados desmitificaron las expectativas creadas en torno al ADN humano, y entre los partidarios entusiastas de la posibilidad de resolver todos los problemas de la salud humana para siempre, se extendió una gran incomodidad. A pesar de los esfuerzos realizados y de la cantidad de datos generados, muchas preguntas quedaron sin respuesta, y tampoco se reveló «el secreto de la vida». Sin embargo, quedó claro que no es la secuencia de ADN o el número de genes lo que afecta a la complejidad del organismo, sino las infinitas posibilidades de los sistemas de interacción que regulan los procesos celulares. La complejidad biológica del descubrimiento de las interacciones gen-gen, gen-ambiente, gen-nutriente y gen-fármaco se destaca por la presencia de 23.000 genes, de 8 a 10 millones de polimorfismos (variantes interindividuales en la secuencia de ADN) y por una exposición diaria a múltiples factores que influyen en la expresión génica.

Desde los días de Hipócrates, la alimentación ha desempeñado un papel predominante en la gestión y la promoción de la salud. De hecho, los alimentos pueden modular la fisiología del organismo, aportando beneficios a la salud humana o, por el contrario, predisponiendo al individuo a desarrollar patologías específicas. Las propiedades de los alimentos se encuentran no sólo en el valor nutricional intrínseco (por ejemplo, el contenido calórico y la presencia de nutrientes esenciales), sino también en su capacidad para interactuar con el ADN, lo que influye en los procesos biológicos. Dos disciplinas científicas recientes, la nutrigénica y la nutrigenómica, se ocupan del estudio de la interacción nutriente-ADN. La nutrigenética se centra en la manera en que las variantes genéticas (diferencias en la secuencia de ADN) influyen en la respuesta a la dieta; la nutrigenómica, en cambio, se centra en cómo la dieta modifica la expresión génica. Los nutrientes, de hecho, son capaces de «encender» o «apagar» programas genéticos específicos y coherentes esenciales para la fisiología celular.

Ejemplos de nutrigenética pueden ser la presencia de variantes genéticas que determinan la hipolactasia (intolerancia a la lactosa), la celiaquía (intolerancia al gluten) o la fenilcetonuria (deterioro del metabolismo del aminoácido fenilalanina), con la consecuente difusión de un asesoramiento nutricional personalizado basado en las características genéticas para evitar el consumo de alimentos que contengan lactosa, gluten o fenilalanina, respectivamente, en individuos de alto riesgo.

Con el tiempo, se ha generado una suerte de carrera entre las empresas con el fin del producir pruebas genéticas para la formulación de dietas basadas en la respuesta individual a nutrientes específicos. Entre ellas, las pruebas genéticas relacionadas con la capacidad de metabolizar la cafeína (metabolizadores lentos o rápidos), con la predisposición a ganar peso tras el consumo de grasas saturadas o con un mayor riesgo de desarrollar hipertensión tras la ingesta de elevadas cantidades de sal. En general, todas estas recomendaciones nutricionales basadas únicamente en los antecedentes genéticos son parte de la nutrigenética, y representan un enfoque del concepto de «dieta personalizada».

Sin embargo, la comunidad científica está de acuerdo en que el futuro de la nutrición de precisión no puede basarse tan sólo en la nutrigenética. También es esencial tener en cuenta factores como los estilos de vida, la microbiota intestinal, la metabolómica (ciencia que estudia y mide los procesos celulares del organismo para evaluar la salud de un individuo), así como la nutrigenómica. Esta última ofrece la posibilidad de definir mejor las características específicas de la dieta, el efecto de los alimentos o de nutrientes individuales sobre la expresión génica y su capacidad para condicionar la salud de las personas. De hecho, una vez absorbido por la célula, el nutriente es capaz de interactuar con los sistemas celulares, determinando en última instancia la activación o el silenciamiento de las vías metabólicas. Los nutrientes pueden modular la expresión génica a través de varios mecanismos: por medio de cambios epigenéticos (que no alteran la secuencia de ADN, sino su actividad) o mediante la activación de sensores intracelulares específicos que actúan como «interruptores», o receptores nucleares, de los que se hablará después.

La cantidad y la calidad de los alimentos de la dieta influyen en los procesos biológicos, como el envejecimiento y el cáncer. Numerosos estudios científicos han demostrado que la nutrición en sí misma es un factor clave para el «elixir de la larga vida». Pronto veremos los resultados de un estudio realizado en Cilento, donde la población es tan longeva que llega, o incluso supera, en muchos casos, el siglo de vida. Los principales factores que juegan un papel fundamental en la longevidad son el componente genético y una dieta saludable y equilibrada. Ahora se conocen los beneficios de la dieta mediterránea sobre la salud y sus efectos protectores de las enfermedades cardiovasculares, la principal causa de muerte en la población occidental. Los alimentos típicos del área mediterránea, como ya hemos visto, contienen en abundancia sustancias con propiedades antioxidantes y antiinflamatorias, que aumentan la esperanza de vida y limitan el proceso de envejecimiento. La dieta mediterránea se caracteriza por una combinación equilibrada de frutas, verduras, pescado, cereales y grasas poliinsaturadas, con una ingesta reducida de carne y derivados, y una ingesta moderada de alcohol, principalmente vino tinto local. Las verduras (como el brócoli, la col, la coliflor) contienen sulforafano, isotiocianato de fenetilo, indol-3-carbinol y diindolimetano, capaces de potenciar la detención del ciclo celular y la apoptosis (muerte celular programada) de las células tumorales.

Los polifenoles, que actúan por procesos epigenéticos y tienen propiedades antioxidantes y protectoras contra las enfermedades cardiovasculares, están presentes en la dieta mediterránea gracias al aceite de oliva virgen extra y al vino tinto: este último contiene en particular flavonoides (catequinas y epicatequinas), ácidos fenólicos y resveratrol. También se ha demostrado que la ingesta de legumbres, pescado y verduras tiene un efecto positivo en la longevidad.

En Cilento, en Italia, la esperanza de vida es de 92 años para las mujeres y de 85 para los hombres; en Estados Unidos, es de una media de 78 años. La secuenciación del genoma de los ultracentenarios de Cilento, en busca del «gen de la larga vida», sólo ha confirmado que el proceso de envejecimiento implica diferentes procesos celulares, incluido el acortamiento de los telómeros (los extremos de los cromosomas que se reducen a cada ciclo celular), la senescencia celular, las modificaciones epigenéticas, el agotamiento de las células madre, la desregulación celular de la percepción de nutrientes, y que la participación en la longevidad «hereditaria» es del 25 %. La conclusión, por tanto, es que la influencia de la dieta mediterránea en estos procesos es indiscutible.

Es evidente que la ingesta de un solo alimento o nutriente tiene un efecto aislado, no suficiente para justificar los efectos en la longevidad, en la que interviene una combinación de diferentes procesos. Los alimentos y nutrientes actúan en sinergia y en combinación con características genéticas y ambientales, influyendo en los procesos metabólicos. Finalmente, es importante recordar que el momento en que se toma la comida también tiene una importancia fundamental. El descubrimiento de los mecanismos moleculares que controlan los ritmos circadianos, o el «reloj biológico» que responde a los ciclos de luz y oscuridad, regulando los procesos fisiológicos, ha permitido a Jeffrey Hall, Michael Rosbash y Michael Young obtener el premio Nobel de Medicina en 2017.

El error que no hay que cometer en la mesa es tomar azúcares por la noche: como ya se ha visto en el capítulo III, la ingesta de azúcares a última hora hace que el hígado los convierta en grasa, principalmente debido a una menor demanda de azúcar. La glucosa proviene de órganos como los músculos. Las grasas se depositan, en parte, en el hígado, generando el llamado «hígado graso», y, en parte, en el área abdominal. La acumulación de grasa en el abdomen determina la hiperinsulinemia, ya que, por un lado, es necesario recuperar el exceso de azúcares que el organismo no consume y, por otro, convertir la glucosa en grasa. A largo plazo, los ácidos grasos acumulados en el abdomen pueden llevar al establecimiento de una condición inflamatoria basal desfavorable.

Hay, por tanto, momentos en que el organismo está listo para recibir un nutriente y otros en los que ese nutriente puede no tener el mismo efecto. En este sentido, el objetivo real es el desarrollo de una dieta personalizada que tenga en cuenta los cambios realizados por los nutrientes en el ADN y el momento de la ingesta de éstos, para ofrecer mayores beneficios al organismo, y los antecedentes genéticos individuales. Sólo de esta manera se puede aspirar a una dieta verdaderamente efectiva y personal.

IX

ALIMENTOS Y GENES: NUTRIGENÓMICA

Desde la antigüedad, el vínculo entre la alimentación y la salud ha involucrado a muchos estudiosos. «Deje que la comida sea su medicina y que la medicina sea su comida», afirmó el griego Hipócrates, resaltando la capacidad de los alimentos para interactuar con nuestro organismo. Muchas medicinas tradicionales, incluidas la china y la india, otorgan un valor muy elevado a los alimentos y argumentan que no existe una dieta saludable en el sentido absoluto, pero que todos los alimentos son apropiados para un organismo determinado.

De hecho, la comida es capaz de dialogar con nuestro cuerpo a través del ADN, es decir, de nuestro código genético. En las últimas décadas, gracias a los avances en la investigación y en las técnicas de biología molecular, el vínculo entre los alimentos y los genes ha influido en muchos aspectos de la salud y la sociedad moderna, a fin de determinar el nacimiento de la nutrigenómica. Como ya hemos visto, la nutrigenómica estudia el papel de los nutrientes y componentes activos de los alimentos en la expresión de nuestros genes. El objetivo es identificar intervenciones nutricionales que permitan al médico crear dietas personalizadas reales para pacientes con el fin de prevenir la aparición de enfermedades y mantener un estado óptimo de salud.

¿Estamos diciendo que los alimentos realmente pueden cambiar nuestro ADN y prevenir enfermedades? Los alimentos que servimos en la mesa contienen moléculas capaces de influir en la expresión de nuestros genes tanto de una manera positiva como negativa. Esto significa que todo lo que comemos nos caracteriza y que una dieta ya no debe concebirse en términos de calorías y nutrientes, sino más bien como una herramienta que empuja a nuestros genes hacia una dirección precisa.

Varios estudios epidemiológicos, basados en la observación de los hábitos alimenticios de un grupo de voluntarios, han demostrado que algunos comportamientos virtuosos funcionan en algunas personas y menos en otras. Esto sucede porque también los genes del individuo están involucrados en la respuesta a los componentes beneficiosos de los alimentos. Esto explica la existencia de estudios discordantes sobre el papel de la dieta en la prevención de ciertas enfermedades.

¿Cómo se produce la interacción alimento-ADN? A través de receptores nucleares. Los receptores nucleares son moléculas recientemente descubiertas, llamadas «factores de transcripción», que pueden activar o desactivar un gen en particular en respuesta a un estímulo metabólico, hormonal o nutricional. Se trata de verdaderos sensores celulares capaces de hacer que nuestro organismo responda a los estímulos del entorno. Estas moléculas son cerca de una cincuentena y constituyen una verdadera familia de los llamados factores de transcripción conocida como «superfamilia de receptores nucleares», dentro de la cual las diversas moléculas se han dividido en grupos basados en el estímulo capaz de activarlas. Hay tres grupos: el primero incluye los receptores nucleares activados por hormonas, el segundo los activados por los componentes de la dieta, como el colesterol, los ácidos grasos y las vitaminas, y el tercero los receptores nucleares para los cuales aún no se ha identificado la molécula capaz de activarlo y que por este motivo se les llama «huérfanos».

El uso de receptores nucleares ya ha revolucionado la práctica clínica. Por ejemplo, el cáncer de mama es una enfermedad influenciada por los estrógenos: cuantos más hay, más fácilmente crece el tumor. El tamoxifeno, un fármaco para el tratamiento del cáncer de mama, no es más que una molécula que «engaña» al receptor nuclear para los estrógenos, impidiendo que funcionen.

Intentemos entender detalladamente el funcionamiento de los receptores nucleares. Estas moléculas están ubicadas en el núcleo de las células, «asentadas» en el ADN de los genes que desean activar o desactivar, de una manera inactiva (que deja el gen desactivado). Después de una comida, los diversos nutrientes se absorben en el intestino y llegan a las células. El nutriente específico para un receptor nuclear particular entra en el núcleo celular y se une al receptor. Este enlace determina un verdadero cambio en el receptor nuclear, que se activa y enciende un gen particular y específico de una célula precisa. De esta manera, todo lo que comemos puede modificar la expresión de nuestros genes no al azar, sino en una célula bien definida de un tejido específico con una función precisa.

El estudio de los receptores nucleares nos permite no sólo comprender cómo la alimentación puede afectar a la salud humana, sino también aclarar los mecanismos biológicos subyacentes a los efectos de los alimentos en la salud humana. Además, es posible estudiar el impacto de las características genéticas de un individuo en los efectos de la alimentación.

Mi grupo de investigación y yo intentamos estudiar la relación que existe entre la dieta y la salud, y la función de los elementos nutricionales individuales, centrándonos en un alimento que es la principal fuente de grasa en la dieta mediterránea: el aceite de oliva virgen extra (EVO).

Este aceite se caracteriza por la presencia de ácidos grasos monoinsaturados (también llamados MUFA, del inglés *MonoUnsaturated Fatty Acids*) y por los llamados constituyentes menores (polifenoles), que les confieren propiedades antioxidantes y protectoras con respecto a las células.

El aceite EVO realiza su acción beneficiosa especialmente a nivel cardiovascular. De hecho, los estudios llevados a cabo en sujetos con riesgo de infarto de miocardio han demostrado que su ingesta y adherencia a la dieta mediterránea reducen en aproximadamente un 30 % la incidencia de infarto (es decir, la cantidad de personas afectadas por un ataque cardíaco). Además, el aceite EVO puede normalizar los niveles de glucosa e insulina en sangre: esto lo convierte en un alimento esencial para los pacientes obesos o con diabetes tipo 2, lo que ayuda a que las terapias funcionen mejor. Los estudios epidemiológicos han demostrado que, en pacientes con síndrome metabólico, el aceite de oliva virgen extra reduce la grasa abdominal y ayuda a reducir o a controlar el peso corporal.

Para que el aceite EVO lleve a cabo su acción, es necesario que se extraiga de las aceitunas sólo con métodos mecánicos, a una temperatura controlada de menos de 28 °C y con un bajo grado de acidez.

El sabor y la calidad nutricional del aceite EVO dependen de una serie de factores, como las condiciones ambientales y edafoclimáticas de la zona donde se cultiva la planta, el cultivo del olivo, el momento y la calidad de la cosecha de la aceituna, así como su procesamiento.

Existen muchos cultivares de olivos, e Italia cuenta con el mayor número del mundo. La genómica de las plantas está ayudando a los agricultores y expertos de la industria a discriminar los diversos olivos, que de otro modo se identifican por las características morfológicas únicas del árbol. Debe destacarse que estudios sobre nutrigenómica sobre olivos están evidenciando la gran influencia del entorno que rodea al árbol sobre la calidad del aceite. Pongamos un ejemplo: en Apulia, por ejemplo, de un cultivar de olivo coratina (un cultivar típicamente apuliano) obtenemos un aceite con ciertas características organolépticas y nutricionales, y con una cantidad precisa de polifenoles. Si este mismo olivo se cultivara en el Piamonte, el aceite producido sería completamente diferente, con propiedades que podrían variar hasta un 40 %. Por esta razón, la investigación científica está tratando de identificar qué sustancias en el aceite diferencian los diferentes cultivares, para crear una verdadera tarjeta de identidad del árbol y del aceite.

Además, estudios recientes en humanos han demostrado que la ingesta de dos tipos de aceite EVO derivado de diferentes cultivares, con un contenido de MUFA casi idéntico pero una cantidad diferente de polifenoles, puede causar respuestas en el organismo (desde el punto de vista metabólico y genético) del todo diferentes. Por tanto, si siempre se pudiera conocer el cultivar de olivo a partir del cual se elaboró un aceite EVO y estar seguro de la calidad de este último, sería posible maximizar los efectos metabólicos positivos en nuestro organismo. Por desgracia, hoy en día, los aceites que pueden presumir de la calificación de monocultivares son muy escasos.

La certificación de la calidad del aceite EVO no sólo permitiría que el producto fuera valorado en los mercados, sino que también favorecería una elección consciente del consumidor basada en las características organolépticas y en los beneficios para la salud de este alimento.

Teniendo en cuenta los beneficios documentados del aceite EVO en la salud del ser humano, mi grupo de investigación y yo decidimos analizar la relación que existe entre el aceite de oliva virgen extra y los genes de nuestro organismo en células mononucleares de la sangre periférica (llamadas PBMC, del inglés *Peripheral Blood Mononuclear Cell*). ¿Por qué decidimos estudiar precisamente las PBMC? Estas células son muy particulares: forman parte del sistema inmunológico y son fundamentales para la respuesta del organismo a los estímulos externos. Además, son una verdadera población celular, ya que consisten en monocitos, linfocitos y células dendríticas (todas células inmunitarias). Las PBMC, que circulan por todo el organismo, son una especie de espejo de la condición en la que se encuentra e intervienen en los procesos de formación de la placa aterosclerótica, por lo que se han utilizado en numerosas investigaciones científicas.

En nuestro estudio intervinieron 24 sujetos (12 voluntarios sanos y 12 pacientes con síndrome metabólico) y comprobamos sus PBMC en ayunas mediante un simple análisis de sangre. Entonces, les pedimos que tomaran 50 ml de aceite EVO con una alta cantidad de polifenoles. Después de cuatro horas, comprobamos de nuevo las PBMC y, utilizando una técnica de laboratorio moderna, las comparamos con las muestras tomadas previamente. En voluntarios sanos, el aceite EVO puede activar la expresión de aproximadamente 600 genes que aumentan la sensibilidad de las células a la insulina y hacen que el organismo «queme» las grasas, reduciendo la producción de colesterol y, por tanto, el perímetro abdominal. Además, se activan los genes que reducen la inflamación, controlan el ciclo celular y reparan el ADN de posibles mutaciones genéticas y, por tanto, pueden reconocer las células mutadas e inducirlas a la muerte programada (la apoptosis de la que ya hemos hablado). Así, la presencia en la dieta de una cantidad diaria adecuada de aceite EVO de alta calidad puede ayudarnos a proteger las células de la inflamación y de las mutaciones que podrían constituir el *primum movens* en la formación de tumores.

Sin embargo, en pacientes con síndrome metabólico, el aceite EVO activa sólo el 50 % de los genes que se activan en sujetos sanos, perdiendo la capacidad de favorecer la respuesta de los genes antiinflamatorios y que controlan el ciclo celular.

En conclusión, el aceite EVO ciertamente tiene un efecto beneficioso en nuestro organismo, pero el estado de salud del organismo que recibe el alimento debe ser también de calidad para poder aprovechar al máximo las ventajas de su consumo. Además, en un futuro próximo se necesitarán más estudios para aclarar qué cultivares de olivo y qué combinaciones nutricionales deben utilizarse para obtener el mejor efecto positivo del aceite EVO.

CONCLUSIÓN

El viaje termina aquí. Mi objetivo principal era informar y despertar la curiosidad sobre temas de interés científico absoluto, y también enviar un mensaje: hay que conocer el propio estado de salud y cambiar el estilo de vida nutricional para tener un menor riesgo, enfermar menos y tener una mejor calidad de vida, para permitir asimismo que los fármacos, cuando sean necesarios, funcionen bien y sean útiles en el tratamiento.

Ninguna intervención en los estilos de vida puede o debe considerarse válida para todos. Después de todo, el estilo de vida adecuado para hacerme sentir bien a mí puede no ser apropiado para otra persona. Este libro pretende ser un himno a la «adaptación», es decir, la necesidad de calibrar la propia experiencia de vida sobre los propios genes. Por tanto, la dieta y la alimentación también deben ser personalizadas e individualizadas. Los genes recibidos de los padres, las bacterias que están en nosotros, los hábitos adoptados hasta ahora y el estado de salud de nuestro organismo son el manual de instrucciones en el que está escrito cómo y dónde debemos actuar para garantizar una vida larga y saludable.

Imagino un mundo en el que, después de una visita metódica y una recopilación de información adecuada, el médico podrá usar nuevas herramientas de diagnóstico que puedan decir inmediatamente qué estilos de vida adoptar y cómo modificar el organismo para permitir que una alimentación de calidad tenga efectos beneficiosos. Dado el rápido progreso de la ciencia, sueño con poder ser yo mismo, dentro de no mucho tiempo, quien pueda explicarlo.

BIBLIOGRAFÍA

AGNOLI, C.; GRIONI, S.; SIERI, S.; SACERDOTE, C.; RICCERI, F.; TUMINO, R.; FRASCA, G.; PALA, V.; MATTIELLO, A.; CHIODINI, P.; IACOVIELLO, L.; DE, C. A.; PANICO, S. y KROGH, V.: «Metabolic syndrome and breast cancer risk: a case-cohort study nested in a *multicentre* italian cohort», en *PLOS One*, 10, 2015, e0128891.

ALAMUDDIN, N.; BAKIZADA, Z. y WADDEN, T. A.: «Management of Obesity», en *J. Clin. Oncol.*, 34, 2016, págs. 4295-42305.

ALBERTI, K. G.; ZIMMET, P. y SHAW, J.: «Metabolic syndrome. A new world-wide definition. A Consensus Statement from the International Diabetes Federation», en *Diabet. Med.*, 23, 2006, págs. 469-480.

ALLAIRE, J.; MOREEL, X.; LABONTE, M. E.; LEGER, C.; CARON, A.; JULIEN, P.; LAMARCHE, B. y FRADET, V.: «Validation of the omega-3 fatty acid intake measured by a web-based food frequency questionnaire against omega-3 fatty acids in red blood cells in men with prostate cancer», en *Eur. J. Clin. Nutr.*, 69, 2015, págs. 1004-1008.

ALLEN, N. E.; TRAVIS, R. C.; APPLEBY, P. N.; ALBANES, D.; BARNETT, M. J.; BLACK, A.; BUENO-DE-MESQUITA, H. B.; DESCHASAUX, M.; GALAN, P.; GOODMAN, G. E.; GOODMAN, P. J.; GUNTER, M. J.; HELIOVAARA, M.; HELZLSOUER, K. J.; HENDERSON, B. E.; HERCBERG, S.; KNEKT, P.; KOLONEL, L. N.; LASHERAS, C.; LINSEISEN, J.; METTER, E. J.; NEUHOUSER, M. L.; OLSEN, A.; PALA, V.; PLATZ, E. A.; RISSANEN, H.;

REID, M. E.; SCHENK, J. M.; STAMPFER, M. J.; STATTIN, P.; TANGEN, C. M.; TOUVIER, M.; TRICHOPOULOU, A.; VAN DEN BRANDT, P. A. y KEY, T. J.: «Selenium and Prostate Cancer: Analysis of Individual Participant Data from Fifteen Prospective Studies», en *J. Nat. Canc. Inst.*, 108, 2016.

AUNE, D.; NAVARRO ROSENBLATT, D. A.; CHAN, D. S.; VIEIRA, A. R.; VIEIRA, R.; GREENWOOD, D. C.; VATTEN, L. J. y NORAT, T.: «Dairy products, calcium, and prostate cancer risk: a systematic review and meta-analysis of cohort studies», en *Am. J. Clin. Nutr.*, 101, 2015, pág. 87.

AZHAR, Y.; PARMAR, A.; MILLER, C. N.; SAMUELS, J. S. y RAYALAM, S.: «Phytochemicals as novel agents for the induction of browning in white adipose tissue», en *Nutrition & Metabolism*, 13, 2016, pág. 89.

BALKWILL, F.; CHARLES, K. A. y MANTOVANI, A.: «Smoldering and polarized inflammation in the initiation and promotion of malignant disease», en *Cancer Cell*, 7, 2005, págs. 211-217.

BAUMLER, A. J. y SPERANDIO, V.: «Interactions between the microbiota and pathogenic bacteria in the gut», en *Nature*, 535, 2016, págs. 85-93.

BELLAFANTE, E.; MURZILLI, S.; SALVATORE, L.; LATORRE, D.; VILLANI, G. y MOSCHETTA, A.: «Hepatic-specific activation of peroxisome proliferator-activated receptor gamma coactivator-1beta protects against steatohepatitis», en *Hepatology*, 57, 2013, págs. 1343-1356.

BLOOMFIELD, H. E.; KOELLER, E.; GREER, N.; MACDONALD, R.; KANE, R. y WILT, T. J.: «Effects on Health Outcomes of a Mediterranean Diet with No Restriction on Fat Intake: A Systematic Review and Metaanalysis», en *Ann. Intern. Med.*, 165, 2016, págs. 491-500.

BOVENGA, F.; SABBÀ, C. y MOSCHETTA, A.: «Uncoupling nuclear receptor LXR and cholesterol metabolism in cancer», en *Cell. Metab.*, 21, 2015, págs. 517-526.

BRUNKWALL, L. y ORHO-MELANDER, M.: «The gut microbiome as a target for prevention and treatment of hyperglycaemia in type 2 diabetes: from current human evidence to future possibilities», en *Diabetologia*, 60, 2017, págs. 943-951.

CALLE, E. E.; RODRIGUEZ, C.; WALKER-THURMOND, K. y THUN, M. J.: «Overweight, obesity, and mortality from cancer in a prospectively studied cohort of U.S. adults», en *N. Engl. J. Med.*, 348, 2003, págs. 1625-1638.

CHAN, D. S.; VIEIRA, A. R.; AUNE, D.; BANDERA, E. V.; GREENWOOD, D. C.; MCTIERNAN, A.; NAVARRO, R. D.; THUNE, I.; VIEIRA, R. y NORAT, T.: «Body mass index and survival in women with breast cancer-systematic literature review and meta-analysis of 82 follow-up studies», en *Ann. Oncol.*, 25, 2014, págs. 1901-1914.

CHIANG, V. S. y QUEK, S. Y.: «The relationship of red meat with cancer: Effects of thermal processing and related physiological mechanisms», en *Crit. Rev. Food Sci. Nutr.*, 57, 2017, págs. 1153-1173.

CHLEBOWSKI, R. T. y REEVES, M. M.: «Weight Loss Randomized Intervention Trials in Female Cancer Survivors», en *J. Clin. Oncol.*, 34, 2016, págs. 4238-4248.

CICIONE, C.; DEGIROLAMO, C. y MOSCHETTA, A.: «Emerging role of fibroblast growth factors 15/19 and 21 as metabolic integrators in the liver», en *Hepatology*, 56, 2012, págs. 2404-2411.

CLAESSON, M. J.; CUSACK, S.; O'SULLIVAN, O.; GREENE-DINIZ, R.; DE WEERD, W. H.; FLANNERY, E.; MARCHESI, J. R.; FALUSH, D.; DINAN, T.; FITZGERALD, G.; STANTON, C.; VAN SINDEREN, D.; O'CONNOR, M.; HARNEDY, N.; O'CONNOR, K.; HENRY, C.; O'MAHONY, D.; FITZGERALD, A. P.; SHANAHAN, F.; TWOMEY, C.; HILL, C.; ROSS, R. P. y O'TOOLE, P. W.: «Composition, variability, and temporal stability of the intestinal microbiota of the elderly», en *Proc. Natl. Acad. Sci. U.S.A.*, 108, supl. 1, 2011, págs. 4586-4591.

COLLINS, S.; SARZANI, R. y BORDICCHIA, M.: «Coordinate control of adipose "browning" and energy expenditure by beta-adrenergic and natriuretic peptide signaling», en *Int. J. Obes. Suppl.*, 4, 2014, S17-S20.

COMERFORD, K. B. y PASIN, G., «Gene-Dairy Food Interactions and Health Outcomes: A Review of Nutrigenetic Studies», en *Nutrients*, 9, 2017.

COTTET, V.; BONITHON-KOPP, C.; KRONBORG, O.; SANTOS, L.; AN-DREATTA, R.; BOUTRON-RUAULT, M. C. y FAIVRE, J.: «Dietary patterns and the risk of colorectal adenoma recurrence in a European intervention trial», en *Eur. J. Cancer Prev.*, 14, 2005, págs. 21-29.

D'AMORE, S.; VACCA, M.; CARIELLO, M.; GRAZIANO, G.; D'ORAZIO, A.; SALVIA, R.; SASSO, R. C.; SABBA, C.; PALASCIANO, G. y MOSCHETTA, A.: «Genes and miRNA expression signatures in peripheral blood mononuclear cells in healthy subjects and patients with metabolic syndrome after acute intake of extra virgin olive oil», en *Biochim. Biophys. Acta*, 1861, 2016, págs. 1671-1680.

D'AMORE, S.; VACCA, M.; GRAZIANO, G.; D'ORAZIO, A.; CARIELLO, M.; MARTELLI, N.; DI TULLIO, T. G.; SALVIA, R.; GRANDALIANO, G.; BEL-FIORE, A.; PELLEGRINI, F.; PALASCIANO, G. y MOSCHETTA, A.: «Nuclear receptors expression chart in peripheral blood mononuclear cells identifies patients with Metabolic Syndrome», en *Biochim. Biophys. Acta*, 1832, 2013, págs. 2289-2301.

D'ERRICO, I. y MOSCHETTA, A.: «Nuclear receptors, intestinal architecture and colon cancer: an intriguing link», en *Cell. Mol. Life Sci.*, 65, 2008, págs. 1523-1543.

D'ERRICO, I.; SALVATORE, L.; MURZILLI, S.; LO SASSO, G.; LATORRE, D.; MARTELLI, N.; EGOROVA, A. V.; POLISHUCK, R.; MADEYSKI-BENGTSON, K.; LELLIOTT, C.; VIDAL-PUIG, A. J.; SEIBEL, P.; VILLANI, G. y MOS-CHETTA, A.: «Peroxisome proliferator-activated receptor-gamma coactivator 1-alpha (PGC1alpha) is a metabolic regulator of intestinal epithelial cell fate», en *Proc. Natl. Acad. Sci. U.S.A.*, 108, 2011, págs. 6603-6608.

DE SMET, S. y VOSSEN, E.: «Meat: The balance between nutrition and health. A review», en *Meat Sci.*, 120, 2016, págs. 145-156.

DEGIROLAMO, C.; MODICA, S.; PALASCIANO, G. y MOSCHETTA, A.: «Bile acids and colon cancer: Solving the puzzle with nuclear receptors», en *Trends Mol. Med.*, 17, 2011, págs. 564-572.

DEGIROLAMO, C.; RAINALDI, S.; BOVENGA, F.; MURZILLI, S. y MOS-CHETTA, A.: «Microbiota modification with probiotics induces hepatic bile acid synthesis via downregulation of the Fxr-FGF15 axis in mice», en *Cell. Rep.*, 7, 2014, págs. 12-18.

DEGIROLAMO, C.; SABBÀ, C. y MOSCHETTA, A.: «Therapeutic potential of the endocrine fibroblast growth factors FGF19, FGF21 and FGF23», en *Nat. Rev. Drug Discov.*, 15, 2016, págs. 51-69.

DEN BESTEN, G.; VAN EUNEN, K.; GROEN, A. K.; VENEMA, K.; REIJN-GOUD, D. J. y BAKKER, B. M.: «The role of short-chain fatty acids in the interplay between diet, gut microbiota, and host energy metabolism», en *J. Lipid Res.*, 54, 2013, págs. 2325-2340.

DETHLEFSEN, L. y RELMAN, D. A.: «Incomplete recovery and individualized responses of the human distal gut microbiota to repeated antibiotic perturbation», en *Proc. Natl. Acad. Sci. U.S.A.*, 108, supl. 1, 2011, págs. 4554-4561.

DONALDSON, G. P.; LEE, S. M. y MAZMANIAN, S. K.: «Gut biogeography of the bacterial microbiota», en *Nat. Rev. Microbiol.*, 14, 2016, págs. 20-32.

ECKEL, R. H.; GRUNDY, S. M. y ZIMMET, P. Z.: «The metabolic syndrome», en *Lancet*, 365, 2005, págs. 1415-1428.

FORD, E. S.: «Prevalence of the metabolic syndrome defined by the International Diabetes Federation among adults in the U.S.», en *Diabetes Care*, 28, 2005, págs. 2745-2749.

FORNARI, C.; DONFRANCESCO, C.; RIVA, M. A.; PALMIERI, L.; PANICO, S.; VANUZZO, D.; FERRARIO, M. M.; PILOTTO, L.; GIAMPAOLI, S. y CESANA, G.: «Social status and cardiovascular disease: a Mediterranean case. from the Italian Progetto CUORE cohort study», en *BMC Public Health*, 10, 2010, pág. 574.

GADALETA, R. M.; GARCIA-IRIGOYEN, O. y MOSCHETTA, A.: «Bile acids and colon cancer: Is FXR the solution of the conundrum?», en *Mol. Aspects Med.*, 56, 2017, págs. 66-74.

GENSOLLEN, T.; IYER, S. S.; KASPER, D. L. y BLUMBERG, R. S.: «How colonization by microbiota in early life shapes the immune system», en *Science*, 352, 2016, págs. 539-544.

GIORDANO, A.; SMORLESI, A.; FRONTINI, A.; BARBATELLI, G. y CINTI, S.: «White, brown and pink adipocytes: the extraordinary plasticity of the adipose organ», en *Eur. J. Endocrinol.*, 170, 2014, R159-R171.

GOODWIN, P. J. y CHLEBOWSKI, R. T.: «Obesity and Cancer: Insights for Clinicians», en *J. Clin. Oncol.*, 34, 2016, págs. 4197-4202.

GRUNDY, S. M.: «Metabolic syndrome update», en *Trends Cardiovasc. Med.*, 26, 2016, págs. 364-373.

HACKSHAW-MCGEAGH, L.; LANE, J. A.; PERSAD, R.; GILLATT, D.; HOLLY, J. M.; KOUPPARIS, A.; ROWE, E.; JOHNSTON, L.; CLOETE, J.; SHIRIDZI-NOMWA, C.; ABRAMS, P.; PENFOLD, C. M.; BAHL, A.; OXLEY J.; PERKS, C. M. y MARTIN, R.: «Prostate cancer-evidence of exercise and nutrition trial (PrEvENT): study protocol for a randomised controlled feasibility trial», en *Trials*, 17, 2016, pág. 123.

HENRIKSEN, H. B.; RAEDER, H.; BØHN, S. K.; PAUR, I.; KVAERNER, A. S.; BILLINGTON, S. A.; ERIKSEN, M. T.; WIEDSVANG, G.; ERLUND, I.; FAERDEN, A.; VEIERØD, M. B.; ZUCKNICK, M.; SMELAND, S. y BLOMHOFF, R.: «The Norwegian dietary guidelines and colorectal cancer survival (CRC-NORDIET) study: a food-based multicentre randomized controlled trial», en *BMC Cancer*, 17, 2017, pág. 83.

HILL, D. R. y NEWBURG, D. S.: «Clinical applications of bioactive milk components», en *Nutr. Rev.*, 73, 2015, págs. 463-476.

HOPKINS, B. D.; GONCALVES, M. D. y CANTLEY, L. C.: «Obesity and Cancer Mechanisms: Cancer Metabolism», en *J. Clin. Oncol.*, 34, 2016, págs. 4277-4283.

HUBNER, R. A. y HOULSTON, R. S.: «Folate and colorectal cancer prevention», *Br. J. Cancer*, 100, 2009, págs. 233-239.

IYENGAR, N. M.; GUCALP, A.; DANNENBERG, A. J. y HUDIS, C. A.: «Obesity and Cancer Mechanisms: Tumor Microenvironment and Inflammation», en *J. Clin. Oncol.*, 34, 2016, págs. 4270-4276.

JIRALERSPONG, S. y GOODWIN, P. J.: «Obesity and Breast Cancer Prognosis: Evidence, Challenges, and Opportunities», en *J. Clin. Oncol.*, 34, 2016, págs. 4203-4216.

KAU, A. L.; AHERN, P. P.; GRIFFIN, N. W.; GOODMAN, A. L. y GORDON, J. I.: «Human nutrition, the gut microbiome and the immune system», en *Nature*, 474, 2011, págs. 327-336.

KEUM, N.; LEE, D. H.; GREENWOOD, D. C.; ZHANG, X. y GIOVANNUCCI, E. L.: «Calcium intake and colorectal adenoma risk: dose-response metaanalysis of prospective observational studies», en *Int. J. Cancer*, 136, 2015, págs. 1680-1687.

KHORUTS, A. y SADOWSKY, M. J.: «Understanding the mechanisms of faecal microbiota transplantation», en *Nat. Rev. Gastroenterol. Hepatol.*, 13, 2016, págs. 508-516.

KIECHLE, M.; ENGEL, C.; BERLING, A.; HEBESTREIT, K.; BISCHOFF, S. C.; DUKATZ, R.; SINIATCHKIN, M.; PFEIFER, K.; GRILL, S.; YAHIAOUI-DOKTOR, M.; KIRSCH, E.; NIEDERBERGER, U.; ENDERS, U.; LOFFLER, M.; MEINDL, A.; RHIEM, K.; SCHMUTZLER, R.; ERICKSON, N. y HALLE, M.: «Effects of lifestyle intervention in BRCA1/2 mutation carriers on nutrition, BMI, and physical fitness (LIBRE study): study protocol for randomized controlled trial», en *Trials*, 17, 2016, pág. 368.

KIEFER, F. W.: «The significance of beige and brown fat in humans», en *Endocr. Connect.*, 6, 2017, R70-R79.

KOENIG, J. E.; SPOR, A.; SCALFONE, N.; FRICKER, A. D.; STOMBAUGH, J.; KNIGHT, R.; ANGENENT, L. T. y LEY, R. E.: «Succession of microbial consortia in the developing infant gut microbiome», en *Proc. Natl. Acad. Sci. U.S.A.*, 108, supl. 1, 2011, págs. 4578-4585.

KONTOU, N.; PSALTOPOULOU, T.; PANAGIOTAKOS, D.; DIMOPOULOS, M. A. y LINOS, A.: «The mediterranean diet in cancer prevention: a review», en *J. Med. Food*, 14, 2011, págs. 1065-1078.

LEY, R. E.; HAMADY, M.; LOZUPONE, C.; TURNBAUGH, P. J.; RAMEY, R. R.; BIRCHER, J. S.; SCHLEGEL, M. L.; TUCKER, T. A.; SCHRENZEL, M. D.; KNIGHT, R. y GORDON, J. I.: «Evolution of mammals and their gut microbes», en *Science*, 320, 2008, págs. 1647-1651.

LIGIBEL, J. A.; ALFANO, C. M.; HERSHMAN, D.; BALLARD, R. M.; BRUINOOGE, S. S.; COURNEYA, K. S.; DANIELS, E. C.; DEMARK-WAHNE-

FRIED, W.; FRANK, E. S.; GOODWIN, P. J.; IRWIN, M. L.; LEVIT, L. A.; McCASKILLSTEVENS, W.; MINASIAN, L. M.; O'ROURKE, M. A.; PIERCE, J. P.; STEIN, K. D.; THOMSON, C. A. y HUDIS, C. A.: «Recommendations for Obesity Clinical Trials in Cancer Survivors: American Society of Clinical Oncology Statement», en *J. Clin. Oncol.*, 33, 2015, págs. 3961-3967.

LIGIBEL, J. A. y WOLLINS, D.: «American Society of Clinical Oncology Obesity Initiative: Rationale, Progress, and Future Directions», en *J. Clin. Oncol.*, 34, 2016, págs. 4256-4260.

LO SASSO, G.; CELLI, N.; CABONI, M.; MURZILLI, S.; SALVATORE, L.; MORGANO, A.; VACCA, M.; PAGLIANI, T.; PARINI, P. y MOSCHETTA, A.: «Down-regulation of the LXR transcriptome provides the requisite cholesterol levels to proliferating hepatocytes», en *Hepatology*, 51, 2010, págs. 1334-1344.

LOHMANN, A. E.; GOODWIN, P. J.; CHLEBOWSKI, R. T.; PAN, K.; STAMBOLIC, V. y DOWLING, R. J.: «Association of Obesity-Related Metabolic Disruptions With Cancer Risk and Outcome», en *J. Clin. Oncol.*, 34, 2016, págs. 4249-4255.

LÓPEZ, M. y TENA-SEMPERE, M.: «Estradiol effects on hypothalamic AMPK and BAT thermogenesis: A gateway for obesity treatment?», en *Pharmacol.* Ther., 178, 2017, págs. 109-122.

MACIS, D.; GUERRIERI-GONZAGA, A. y GANDINI, S.: «Circulating adiponectin and breast cancer risk: a systematic review and metaanalysis», en *Int. J. Epidemiol.*, 43, 2014, págs. 1226-1236.

MAKISHIMA, M.; OKAMOTO, A. Y.; REPA, J. J.; TU, H.; LEARNED, R. M.; LUK, A.; HULL, M. V.; LUSTIG, K. D.; MANGELSDORF, D. J. y SHAN, B.: «Identification of a nuclear receptor for bile acids», en *Science*, 284, 1999, págs. 1362-1365.

MANGELSDORF, D. J.; THUMMEL, C.; BEATO, M.; HERRLICH, P.; SCHUTZ, G.; UMESONO, K.; BLUMBERG, B.; KASTNER, P.; MARK, M.; CHAMBON, P. y EVANS, R. M.: «The nuclear receptor superfamily: the second decade», en *Cell*, 83, 1995, págs. 835-839.

Mao, Q. Q.; Dai, Y.; Lin, Y. W.; Qin, J.; Xie, L. P. y Zheng, X. Y.: «Milk consumption and bladder cancer risk: a meta-analysis of published epidemiological studies», en *Nutr. Cancer*, 63, 2011, págs. 1263-1271.

Marangoni, F.; Galli, C.; Ghiselli, A.; Lercker, G.; La Vecchia, C.; Maffeis, C.; Agostoni, C.; Ballardini, D.; Brignoli, O.; Faggiano, P.; Giacco, R.; Macca, C.; Magni, P.; Marelli, G.; Marrocco, W.; Miniello, V. L.; Mureddu, G. F.; Pellegrini, N.; Stella, R.; Troiano, E.; Verduci, E.; Volpe, R. y Poli, A.: «Palm oil and human health. Meeting report of NFI: Nutrition Foundation of Italy symposium», en *Int. J. Food Sci. Nutr.*, 68, 2017, págs. 643-655.

Mattila, E.; Uusitalo-Seppala, R.; Wuorela, M.; Lehtola, L.; Nurmi, H.; Ristikankare, M.; Moilanen, V.; Salminen, K.; Seppala, M.; Mattila, P. S.; Anttila, V. J. y Arkkila, P.: «Fecal transplantation, through colonoscopy, is effective therapy for recurrent "Clostridium difficile" infection», en *Gastroenterology*, 142, 2012, págs. 490-496.

McTiernan, A.; Irwin, M. y Vongruenigen, V.: «Weight, physical activity, diet, and prognosis in breast and gynecologic cancers», en *J. Clin. Oncol.*, 28, 2010, págs. 4074-4080.

Meyerhardt, J. A.; Giovannucci, E. L.; Holmes, M. D.; Chan, A. T.; Chan, J. A.; Colditz, G. A. y Fuchs, C. S.: «Physical activity and survival after colorectal cancer diagnosis», en *J. Clin. Oncol.*, 24, 2006, págs. 3527-3534.

Mico, V.; Diez-Ricote, L. y Daimiel, L.: «Nutrigenetics and Nutrimiromics of the Circadian System: The Time for Human Health», en *Int. J. Mol. Sci.*, 17, 2016, pág. 299.

Modica, S.; Gofflot, F.; Murzilli, S.; D'Orazio, A.; Salvatore, L.; Pellegrini, F.; Nicolucci, A.; Tognoni, G.; Copetti, M.; Valanzano, R.; Veschi, S.; Mariani-Costantini, R.; Palasciano, G.; Schoonjans, K.; Auwerx, J. y Moschetta, A.: «The intestinal nuclear receptor signature with epithelial localization patterns and expression modulation in tumors», en *Gastroenterology*, 138, 2010, págs. 636-648.

MONTANARI, T.; POSCIC, N. y COLITTI, M.: «Factors involved in whiteto-brown adipose tissue conversion and in thermogenesis: a review», en *Obes. Rev.*, 18, 2017, págs. 495-513.

MORAES, F. y GOES, A.: «A decade of human genome project conclusion: Scientific diffusion about our genome knowledge», en *Biochem. Mol. Biol. Educ.*, 44, 2016, págs. 215-223.

MOREEL, X.; ALLAIRE, J.; LEGER, C.; CARON, A.; LABONTE, M. E.; LA-MARCHE, B.; JULIEN, P.; DESMEULES, P.; TETU, B. y FRADET, V.: «Prostatic and dietary omega-3 fatty acids and prostate cancer progression during active surveillance», en *Cancer Prev. Res. (Phila)* 7, 2014, págs. 766-776.

MOSCHETTA, A.; BOOKOUT, A. L. y MANGELSDORF, D. J.: «Prevention of cholesterol gallstone disease by FXR agonists in a mouse model», en *Nat. Med.*, 10, 2004, págs. 1352-1358.

NEISH, A. S.: «Microbes in gastrointestinal health and disease», en *Gastroenterology*, 136, 2009, págs. 65-80.

PALMER, C.; BIK, E. M.; DIGIULIO, D. B.; RELMAN, D. A. y BROWN, P. O.: «Development of the human infant intestinal microbiota», en *PLoS. Biol.*, 5, 2007, e177.

PETRUZZELLI, M. y MOSCHETTA, A.: «Intestinal ecology in the metabolic síndrome», en *Cell Metab.*, 11, 2010, págs. 345-346.

POTTER, G. D.; CADE, J. E.; GRANT, P. J. y HARDIE, L. J.: «Nutrition and the circadian system», en *Br. J. Nutr.*, 116, 2016, págs. 434-442.

PUCA, A. A.; SPINELLI, C.; ACCARDI, G.; VILLA, F. y CARUSO, C.: «Centenarians as a model to discover genetic and epigenetic signatures of healthy ageing», en *Mech. Ageing Dev.*, 2017.

QIN, J.; LI, Y.; CAI, Z.; LI, S.; ZHU, J.; ZHANG, F.; LIANG, S.; ZHANG, W.; GUAN, Y.; SHEN, D.; PENG, Y.; ZHANG, D.; JIE, Z.; WU, W.; QIN, Y.; XUE, W.; LI, J.; HAN, L.; LU, D.; WU, P.; DAI, Y.; SUN, X.; LI, Z.; TANG, A.; ZHONG, S.; LI, X.; CHEN, W.; XU, R.; WANG, M.; FENG, Q.; GONG, M.; YU, J.; ZHANG, Y.; ZHANG, M.; HANSEN, T.; SÁNCHEZ, G.; RAES, J.; FALONY, G.; OKUDA, S.; ALMEIDA, M.; LECHATELIER, E.; RENAULT, P.;

Pons, N.; Batto, J. M.; Zhang, Z.; Chen, H.; Yang, R.; Zheng, W.; Li, S.; Yang, H.; Wang, J.; Ehrlich, S. D.; Nielsen, R.; Pedersen, O.; Kristiansen, K. y Wang, J.: «A metagenome-wide association study of gut microbiota in type 2 diabetes», en *Nature*, 490, 2012, págs. 55-60.

Ralston, R. A.; Truby, H.; Palermo, C. E. y Walker, K. Z.: «Colorectal cancer and nonfermented milk, solid cheese, and fermented milk consumption: a systematic review and meta-analysis of prospective studies», en *Crit. Rev. Food Sci. Nutr.*, 54, 2014, págs. 1167-1179.

Schwabe, R. F. y Jobin, C.: «The microbiome and cancer», en *Nat. Rev. Cancer*, 13, 2013, págs. 800-812.

Shlomai, G.; Neel, B.; LeRoith, D. y Gallagher, E. J.: «Type 2 Diabetes Mellitus and Cancer: The Role of Pharmacotherapy», en *J. Clin. Oncol.*, 34, 2016, págs. 4261-4269.

Shulman, A. I. y Mangelsdorf, D. J.: «Retinoid x receptor heterodimers in the metabolic síndrome», en *N. Engl. J. Med.*, 353, 2005, págs. 604-615.

Singh, S.; Earle, C. C.; Bae, S. J.; Fischer, H. D.; Yun, L.; Austin, P. C.; Rochon, P. A.; Anderson, G. M. y Lipscombe, L.: «Incidence of Diabetes in Colorectal Cancer Survivors», en *J. Natl. Cancer Inst.*, 108, 2016, djv402.

Tamburini, S.; Shen, N.; Wu, H. C. y Clemente, J. C.: «The microbiome in early life: implications for health outcomes», en *Nat. Med.*, 22, 2016, págs. 713-722.

Thorning, T. K.; Raben, A.; Tholstrup, T.; Soedamah-Muthu, S. S.; Givens, I. y Astrup, A.: «Milk and dairy products: good or bad for human health? An assessment of the totality of scientific evidence», en *Food Nutr. Res.*, 60, 2016, 32527.

Toledo, E.; Salas-Salvadó, J.; Donat-Vargas, C.; Buil-Cosiales, P.; Estruch, R.; Ros, E.; Corella, D.; Fitó, M.; Hu, F. B.; Arós, F.; Gómez-Gracia, E.; Romaguera, D.; Ortega-Calvo, M.; Serra-Majem, L.; Pintó, X.; Schröder, H.; Basora, J.; Sorlí, J. V.; Bulló, M.; Serra-Mir, M. y Martínez-González, M. A.: «Mediterranean Diet and Invasive Breast Cancer Risk Among Women at High Cardiovascular Risk in the PREDIMED Trial: A Randomized Clinical Trial», en *JAMA Intern. Med.*, 175, 2015, págs. 1752-1760.

Tsilidis, K. K.; Kasimis, J. C.; Lopez, D. S.; Ntzani, E. E. y Ioannidis, J. P.: «Type 2 diabetes and cancer: umbrella review of meta-analyses of observational studies», en *BMJ*, 350, 2015, g7607.

Turnbaugh, P. J.; Hamady, M.; Yatsunenko, T.; Cantarel, B. L.; Duncan, A.; Ley, R. E.; Sogin, M. L.; Jones, W. J.; Roe, B. A.; Affourtit, J. P.; Egholm, M.; Henrissat, B.; Heath, A. C.; Knight, R. y Gordon, J. I.: «A core gut microbiome in obese and lean twins», en *Nature*, 457, 2009, págs. 480-484.

Vacca, M.; Degirolamo, C.; Mariani-Costantini, R.; Palasciano, G. y Moschetta, A.: «Lipid-sensing nuclear receptors in the pathophysiology and treatment of the metabolic síndrome», en *Wiley. Interdiscip. Rev. Syst. Biol. Med.*, 3, 2011, págs. 562-587.

Van Dijk, M. y Pot, G. K.: «The effects of nutritional interventions on recurrence in survivors of colorectal adenomas and cancer: a systematic review of randomised controlled trials», en *Eur. J. Clin. Nutr.*, 70, 2016, págs. 566-573.

Villarini, A.; Pasanisi, P.; Raimondi, M.; Gargano, G.; Bruno, E.; Morelli, D.; Evangelista, A.; Curtosi, P. y Berrino, F.: «Preventing weight gain during adjuvant chemotherapy for breast cancer: a dietary intervention study», en *Breast Cancer Res. Treat.*, 135, 2012, págs. 581-589.

Villarini, A.; Pasanisi, P.; Traina, A.; Mano, M. P.; Bonanni, B.; Panico, S.; Scipioni, C.; Galasso, R.; Paduos, A.; Simeoni, M.; Bellotti, E.; Barbero, M.; Macellari, G.; Venturelli, E.; Raimondi, M.; Bruno, E.; Gargano, G.; Fornaciari, G.; Morelli, D.; Seregni, E.; Krogh, V. y Berrino, F.: «Lifestyle and breast cancer recurrences: the DIANA-5 trial», en *Tumori*, 98, 2012, págs. 1-18.

Winkels, R. M.; Heine-Bröring, R. C.; van Zutphen, M.; van Harten-Gerritsen, S.; Kok, D. E.; van Duijnhoven, F. J. y Kampman,

E.: «The COLON study: Colorectal cancer: Longitudinal, Observational study on Nutritional and lifestyle factors that may influence colorectal tumour recurrence, survival and quality of life», en *BMC Cancer*, 14, 2014, pág. 374.

ZANG, J.; SHEN, M.; DU, S.; CHEN, T. y ZOU, S.: «The Association between Dairy Intake and Breast Cancer in Western and Asian Populations: A Systematic Review and Meta-Analysis», en *J. Breast Cancer*, 18, 2015, págs. 313-322.